U0293556

中原历代中医药名家文库

中医名家珍稀典籍校注丛书

主编 许敬生

食疗本草 校注

〔唐〕孟诜 撰 〔唐〕张鼎 增补

付笑萍 马鸿祥 校注

河南科学技术出版社
·郑州·

内容提要

《食疗本草》为唐代孟诜所撰，张鼎增补。原书早佚，仅有残卷及佚文散见于《医心方》《证类本草》等书中。

此次校注的《食疗本草》，是根据《医心方》《证类本草》等书中所存佚文及敦煌石窟残卷本汇集而来，共辑注二百六十九条及附录八条。

本书总结了唐及唐以前医药学家的食疗经验及前人成就，搜集民间的食疗单方，并结合作者的食疗心得和见解，集食物、药物于一书。对我国的本草学、食疗学、营养学均有重大贡献，对研究本草文献及饮食疗法发展史，有着重要参考价值。

图书在版编目(CIP)数据

《食疗本草》校注/（唐）孟诜撰；（唐）张鼎增补；付笑萍，马鸿祥校注 . —郑州：河南科学技术出版社，2015.10（2018.1 重印）

ISBN 978-7-5349-7873-9

Ⅰ.①食… Ⅱ.①孟… ②张… ③付… ④马… Ⅲ.①食物本草 ②《食疗本草》-注释 Ⅳ.①R281.5

中国版本图书馆 CIP 数据核字（2015）第 180555 号

出版发行：河南科学技术出版社
地址：郑州市经五路 66 号　　邮编：450002
电话：（0371）65788613　65788629
网址：www.hnstp.cn
策划编辑：李喜婷　马艳茹
责任编辑：胡　静
责任校对：丁秀荣
封面设计：张　伟
版式设计：若　溪
责任印制：朱　飞
印　　刷：新乡市龙泉印务有限公司
经　　销：全国新华书店
幅面尺寸：185 mm×260 mm　　印张：13.25　　字数：184 千字
版　　次：2015 年 10 月第 1 版　　2018 年 1 月第 2 次印刷
定　　价：53.00 元

中原历代中医药名家文库（典籍部分）

主　　编　许敬生

副 主 编　冯明清　侯士良　卢丙辰　刘道清

学术秘书　马鸿祥

序

　　河南省地处中原，是中华民族优秀文化发祥地，从古及今，中原大地诞生了许多杰出之士，他们的文化精神和伟大著作，一直指引着中华民族科学文化的发展与进步。老子、庄子、张衡、许慎、杜甫、韩愈等伟大思想家、科学家、文字学家、诗人、文学家在中国文化史上，做出了伟大贡献。诞生于南阳的医圣张仲景一千多年来以其《伤寒论》《金匮要略》一直有效地指导着中医理论研究与临床实践。中原确为人杰地灵之地。

　　河南省诞生了许多著名中医学家，留下大量优秀中医著作。北宋淳化三年（992年）编成之《太平圣惠方》卷八收录《伤寒论》，为孙思邈所称"江南诸师秘仲景要方不传"残卷秘本，可觇辗转传抄于六朝医师手中的《伤寒论》概貌。《伤寒补亡论》作者郭雍，从父兼山学《易》，事载《宋元学案·兼山学案》，以治《易》绪余，精究宋本《伤寒论》，其书可补宋本方剂之不足、条文之缺失，可纠正《伤寒卒病论》"卒"字之讹，谓"卒"是"杂"字俗写而讹者，郭书对研究考证宋本《伤寒论》甚为重要。丛书所收诸家之作，大多类此。

　　中医发展，今逢盛世。河南科学技术出版社高瞻远瞩，不失时机地对河南省历代中医药名家著作精选底本，聘请中医古代文献专家许敬生教授担任主编，组织一批专家教授进行校勘注释予以出版，这对于继承和发展中医药事业具有重大意义。本丛书汇集之作，皆为中医临床及理论研究必读之书。读者试展读之，必知吾言之不谬。

振兴中医，从读书始。

北京中医药大学　钱超尘

2014 年 1 月 1 日

前　言

　　中原是华夏文明的主要发祥地，光辉灿烂的中原古代文明造就了丰富多彩的中医药文化。

　　中州自古多名医。在这块土地上，除了伟大的医圣张仲景之外，还产生了许多杰出的医学家。早在商代初期，就有商汤的宰相伊尹著《汤液》发明了汤剂。伊尹是有莘国（今河南开封县，一说是嵩县、伊川一带）人。早期的医方大家、晋朝的范汪是颍阳（今河南许昌）人，一说南阳顺阳（今河南内乡）人，他著有《范汪方》。较早的中医基础理论著作《褚氏遗书》的作者、南朝的褚澄是阳翟（今河南禹州）人。唐代的针灸和中药名家甄权是许州扶沟（今河南扶沟）人，寿103岁。唐代名医张文仲为高宗时御医，是治疗风病专家，曾著《疗风气诸方》，为洛州洛阳（今河南洛阳）人。对痨病（结核病）提出独到见解、著有《骨蒸病灸方》一卷的崔知悌是许州鄢陵（今河南鄢陵）人。中国现存最早的食疗专著《食疗本草》的作者、唐代的孟诜是汝州（今河南汝州）人。北宋著名的医方类书《太平圣惠方》的作者之一王怀隐是宋州睢阳（今河南商丘）人。宋代著名的儿科专家阎孝忠是许昌（今河南许昌）人，他为恩师编写《小儿药证直诀》一书，使儿科大师钱乙的学说得以传世。北宋仁宗时，"校正医书局"中整理古医书的高手有好几位河南人。如撰《嘉祐本草》的掌禹锡为许州郾城（今河南漯河市郾城区）人，完成

《重广补注黄帝内经素问》的孙兆、孙奇，均为卫州（今河南卫辉）人。北宋医家王贶是考城（今属河南兰考）人，著有《全生指迷方》，《四库全书提要》评价说："此书于每证之前，非惟详其病状，且一一详其病源，无不辨其疑似，剖析微茫，亦可为诊家之枢要。"北宋末期的著名医家、《鸡峰备急方》（又称《鸡峰普济方》）的作者张锐是郑州（今河南郑州）人。南宋的伤寒大家、《伤寒补亡论》的作者郭雍是洛阳（今河南洛阳）人。南宋法医学家郑克是开封（今河南开封）人，他著的《折狱龟鉴》是与宋慈的《洗冤集录》齐名的一部法医著作。金元四大家之一、攻下派的代表金代张子和是睢州考城（今属河南兰考，一说民权县西南）人。元代名医滑寿祖籍是襄城（今河南襄城县），他著有《读素问钞》《难经本义》，对《黄帝内经》和《难经》的研究做出了巨大贡献；他著的《诊家枢要》和《十四经发挥》分别是诊断学专著和针灸专著，均在中医发展史上占有光辉的一页。明太祖朱元璋的五皇子朱橚，就藩开封，为周定王，他著的《救荒本草》，以河南的灾荒为背景写成，开创了对野生可食植物的研究，对后世产生了深远影响。著名的医史专家、明代的李濂是祥符（今河南开封）人，他的《医史》十卷，是我国首次以"医史"命名的医学史专著，书中为张仲景、王叔和、王冰等人补写了传记。清代名医、《嵩崖尊生全书》的作者景日昣是登封（今河南登封）人。清代温病学家的北方代表人物、《伤寒温疫条辨》的作者杨栗山是中州夏邑（今河南夏邑）人。清代著名的植物学家吴其濬是河南固始县人，他撰写的《植物名实图考》和《植物名实图考长编》，不仅是植物学的名著，也是继《本草纲目》后最重要的本草类著作，对世界医学曾产生过重要影响。还有很多很多，不再一一列举。据不完全统计，史传和地方志中有籍可考的河南古代医家多达1 000余人。《周易·系辞上》曰："子曰：'书不尽言，言不尽意'。"这些著名的医家，犹如璀璨的群星，照亮了中医学发展的历史道路。

粤稽往古，从火祖燧人氏点燃华夏文明之火，改变了先民的食性，到酒圣杜康发明酿酒，促进了医药的发展；从殷墟甲骨文到许慎的《说文解字》，作为中医药文化载体的汉字，其发展过程中的主要阶段得以确立和规范；从伏羲制九针、岐黄论医道，创立岐黄之学，到伊尹著《汤液》，创中医汤剂；从道圣老子尚修身养性、庄子倡导引养生，到医圣仲景论六经辨证而创经方，确立辨证论治法则，成为中医学术的核心思想和诊疗模式，中医的经典著作《黄帝内经》《伤寒杂病论》《神农本草经》等纷纷问世；从佛教于汉代传入中国，直到禅宗祖庭少林寺融禅、武、医于一体而形成的禅医文化，这一切均发生在中原大地。

寻根溯源，我们深深感到正是光辉灿烂的中原文明，孕育了中华瑰宝——中医药文化。经过几千年的历史积淀，中医药文化在中原文明的沃土中生根开花、发展壮大，并从儒、道、释及华夏文明的多个领域中汲取精华和营养，逐渐在九州大地兴旺发达，一直传到五洲四海，为华夏文明增添了绚丽的色彩，为人类的健康做出了杰出的贡献。作为后人，作为中医药文化的传承者，我们不能忘记，这是我们的历史，这是我们的根脉。

中原古代医药名家留下的宝贵著作，积淀了数以千年的中医精华，养育了难以计数的杏林英才。实践证明，中医的成才之路，除了师承和临证以外，读书也是最基本的路径。

为了保护和传承这笔宝贵的文化财富，让广大读者顺利阅读这些古籍，并进一步深入研究中原医学，我们组织了一批中医专家和从事中医文献研究的专家，整理编写了这套"中原历代中医药名家文库（典籍部分）"。计划出版 40 余部，首批校注出版 19 部，随后陆续整理出版。此套丛书，均采用校注的形式，用简化字和现代标点编排，每本书前都有对该书基本内容和学术思想的介绍及校注说明，在正文中随文出校语，做注释，注文力求简明扼要，以便读者阅读。

对中医古籍的整理研究，既是对中医学术的继承，又是对中医学术的发展；既是对前人经验的总结，又是对后人运用的启示；既可丰富基础理论，又可指导临床实践。其意义深远，不可等闲视之。为了"振兴中医"和实现"中原崛起"这伟大的历史使命，我们这些生于斯、长于斯的中原中医学子，愿意尽绵薄之力。当然，由于水平有限，难免会出现一些缺点和错误，恳请学界同道和广大读者批评，以便我们及时修正。

此套丛书得以付梓，要诚挚感谢河南科学技术出版社的汪林中社长、李喜婷总编、马艳茹副总编等领导和医药卫生分社的同志们，是他们的远见卓识和辛勤劳作玉成了此事。承蒙著名中医文献专家、北京中医药大学钱超尘教授在百忙中为本套丛书作序，深表谢意。时值辞旧迎新之际，祝愿我们的中医事业永远兴旺发达。

许敬生

2014 年 1 月 5 日

于河南中医学院金水河畔问学斋

原书作者及书籍内容和学术价值简介

一、 作者生平

孟诜（621—713），唐代医药学家，汝州梁（今河南省汝州市）人。自幼喜好医药方术，年长考取进士。于674年拜孙思邈为师，学习阴阳、推步、医药。7世纪末先后担任凤阁舍人、台州司马、春官侍郎、侍读、同州刺史、银青光禄大夫等职，8世纪初辞官回伊阳老家乡居，主要从事医药治疗和食物补益的研究。睿宗即位，召其赴京师，欲委以重任，其以衰老为由坚辞，不再应召为官。其713年亡故，享年93岁。

据《旧唐书·经籍志》及《新唐书·艺文志》记载，孟诜撰有《家祭礼》1卷、《丧服正要》2卷、《孟氏必效方》10卷、《补养方》3卷。其中《补养方》为食疗方面的代表著作。

开元年间，《补养方》经其弟子张鼎增补89条，凡3卷，共有227条，因其内容皆论食药治病之道，故改称为《食疗本草》，但本书早已亡佚，其中部分内容被后世的医药、本草书引用并保留。1907年考古学者在敦煌莫高窟藏经洞发现其写本残卷。故今天所看到的《食疗本草》一书，是根据历代本草书中保留的内容及敦煌石窟残卷本汇集而来，是我国第一部营养学和食疗专著，也是一部具有临床意义的方书。

二、 本书内容及其学术成就

《食疗本草》全书 3 卷，涉及草木果实、鸟兽虫鱼、米谷菜蔬等日常所食之物。所列食治药物，多是人们常用的食物、酱菜、果品、肉类等，其中也有不少品种为唐初本草书中所未收录，本书首次记载。另有脏器的食疗方法，藻、菌类食品的医疗应用，不同地域所产食品，南、北方不同的饮食习惯，孕、产妇、小儿饮食宜忌等记述，反映了以食养脏及脏器疗法的思想，都具有较高的研究价值。本书不仅内容丰富，而且大都切合实用，在本草发展史上占有一定的地位，书中对于多数食品疗效的论述，至今仍有很高的研究价值。可谓是古代补养疗法的代表、食疗学的开端。

1. 收载内容全面

本书共辑录 269 种食物。与之前的文献相比，内容更广泛，种类更繁多。

第一，种类多而全。谷类、果类、菜类、草木、羽、毛、鳞、介、菌、藻等，凡是可食之物，凡是补养之品，皆有收录；每类食物从内到外，从上到下，无论花、叶、茎、根、皮、芽、乳、内脏、毛、骨、脂膏、血、肉等部位，凡有食疗功效，皆逐一记载。如豚（猪）肚"主暴痢虚弱"，羊肝"治肝风虚热，目赤暗痛"，牛肚"主消渴、风眩，补五脏"，兔肝"主明目"等，明确了食用动物脏器所治的疾病。书中还收录了紫菜、船底苔、干苔、海藻、昆布等藻菌类食物，记录其性味主治、食物宜忌，附有很多简便实用的食疗验方，如船底苔治吐血、淋疾，干苔治痔疮、霍乱呕吐不止等。

第二，论述细。每味食物之下，皆先注明食物的特性，其次则论述主治、功效、服食宜忌、异同及单方验方等，间或有采集、形态、反畏、修治、地域差别及生活用途等论述。如"决明子"条："平。叶主明目，利五脏，食之甚良。子，主肝家热毒气，风眼赤泪。每日取一匙，挼去尘埃，空腹水吞之。百日后夜见物光也。"又"大枣"条："生者食之过多，令人腹胀。蒸煮食，补肠胃，肥中，益气。"又"鸡"条："鸡子和葱，食之，气短。……鸡兔同食，成泄痢。"

第三，治疗疾病广。书中所列食物治疗的疾病涉及内、外、妇、儿、眼、鼻、口腔诸科，范围广泛，适用于男女老少，包括孕产妇和丹石家阅读。如"鸳鸯"条："其肉主瘘疮，以清酒，炙食之。食之，则令人美丽。又，主夫妇不和，作羹臛，私与食之，即立相怜爱也。"

第四，所载食物涉及地域广泛，不局限中原地区，还有许多是南方特产，或西域外来食物。如"石蜜"条："波斯者良。"又"榆"条："高昌（今新疆吐鲁番东南）人，多捣白皮为末。"在一些食物中，还比较了南方人、北方人不同的饮食习惯。如"海藻"条："南方人多食之，……北人食之倍生诸病，更不宜矣。"又"昆布"条："北人食之，病皆生，是水土不宜尔。"

第五，突出重点。不仅记录一般人群的食疗功效，更关注妇女、儿童的饮食保健问题。如"藕"条："凡产后诸忌，生冷物不食，唯藕不同生类也，为能散血之故。""葡萄"条："女人有妊，……细细饮之即止，其子便下，胎安好。"又"羊"条："羊肉，妊娠人勿多食。"同时，本书对小儿的饮食要求也比较重视，指出了一些影响小儿发育及不适合小儿食用之品，如"鸡"条："小儿五岁已下，未断乳者，勿与鸡肉食。"并注明由于多食、久食而产生的副作用，如虎肉损齿，"小儿齿生未足，不可与食，恐齿不生"。

第六，补缺。本书中收录了不少唐代初期本草书中未录之品，如鱼类中的鳜鱼、鲈鱼、石首鱼等，动物类中的獝，菜类的雍菜、白苣、胡荽等，米谷类的绿豆、白豆、白油麻、荞麦等，瓜果类的胡瓜等，都是首出于《食疗本草》。书中最早记载了芋头的洗浴功能、马齿膏的制作方法及作用等。

2. 学术地位及特点

《食疗本草》涉猎内容全面丰富，药物切合实用，有精辟而独到的食疗概念和学术观点，具有比较完善而系统的食疗理论知识，对确立完善而系统的食疗学科产生了重大而深远的影响。

第一，本书是我国现存最早的食疗专著，也是世界上现存最早的食疗专著，总结了唐代以前两千余年来所积累的食物疗病养生的内容，集古代食疗之大成，且与现代营养学的原理相一致。既有食物自身的特性、功效、主治，还有大量的食疗方法、使用禁忌、验方、偏方，是一部研究食疗和营养学的重要文献，对研究本草文献及食疗发展史，有着重要的参考价值。

第二，本书论述了食药的营养和治疗作用，使食疗的理论和方法更加系统化。本书在唐代及唐代以前医药学家的食疗经验及前人成就的基础上，吸收了当时民间颇有疗效的食疗单方验方，并结合自己的食疗心得和见解，使食疗的理论和方法更加系统化，内容也更加丰富，使食疗成为独立的分支学科，反映了唐代食疗的发展水平，对我国的本草学、食疗学、营养学均有重大贡献。

第三，书中所录品种为医食并用，简单易行。书中收入了大量当时人们已认识到的医食并用的食品，所载食用药品主要来源于日常生活，多为人们常用的瓜果蔬菜、米谷草木、动物脏器及自然界中随处可寻觅的野菜等，品种齐全，采集方便，方法简便易行。寓医于食，于食受补，食补与药补相结合，治病与养生相结合。如羊奶"补肺肾气，和小肠，亦主消渴，治虚劳，益精气"。又如白蒿"寒。春初此蒿前诸草生。捣汁，去热黄及心痛。其叶生捼，醋淹之为菹，甚益人"。

书中还对食用药品的服用方法、炮制过程、辅料添加、贮藏方法，食物在使用中的利弊，以及某些药物多食、久食产生的副作用等事项，做了言简意赅的说明。如香椿："动风，……多食令人神昏，血气微。"麻雀："十月已后，正月已前食之，续五脏不足气，助阳道，益精髓……"芜荑："作酱食之甚香美，其功优胜于榆仁……"野鸡："九至十二月食之，……他月即发五痔及疮疥。"本书在正确合理地使用食用药品方面，较以前的著作有发展提高。

第四，本书充分论述了每一药物的食疗作用。本书充分注意到食疗的地域性、独特性，因时因人因地，对不同地区所出产的食用药物均广收博采，对同一药物因产地不同而出现的不同疗效也予以注明，还对同一药物尽量细分出其不同部位的不同疗效，以便充分说明每一药物的食疗作用。作者广采前人之说，吸收民间单方验方，以及民间医药实践中的食疗方法、食疗禁忌，经过实践，提出新的食疗方法和疗效，告诉世人要正确合理地使用食疗药物。这是对唐代中原地区食疗医学经验的总结和提高，也反映了中国南方、北方，以及亚洲中部地区使用食疗药物的不同情况。

第五，本书切合实际，实用性强。魏晋之际，社会上服食丹药之风盛行，入唐以后，除服食草木药和金石单味药外，又多服食金石烧炼而成的丹药。此风还普及于上层社会，皇帝、大臣及许多文士都争相服食丹药，但多数丹药皆有毒，致使很多服食者慢性中毒而死。《食疗本草》中，与丹石有关的食疗内容近30条目。如榆皮："服丹石人，采叶，生服一两顿，佳。"鲟鱼："服丹石人，不可食。"至于与服食相关的壮阳、两性之事，在文中多有列举，亦有十几处。如淡菜"益阳事"、鹿角"补阳道"、雀"主男子阴痿不起"等。其他如美容、美发、长寿、辟谷的内容在书中多有记载。如："杏，热。面皯者，取仁去皮，捣和鸡子白。夜卧涂面，明早以暖清酒洗之。"

除此以外，本书资料翔实，引文丰富。孟诜学识渊博，涉猎广泛，书目资源较多。从其引文看，不仅有本草书，也有道教书籍，如《灵宝五符经》《洞神经》等，还有许多轶闻。例如，"雍菜"条

"魏武帝啖野葛至一尺"出自《三国志·魏书·武帝纪》裴松之注引张华《博物志》文。"甜瓜"条"瓜有两鼻者杀人，沉水者杀人，……食多腹胀，可食盐，花成水"出自《龙鱼河图》。

《食疗本草》 校注说明

一、《食疗本草》 一书流变

《食疗本草》，唐代孟诜撰，张鼎增补。原书早已亡佚，其佚文被后世的一些医药、本草书中引用及保存。如唐代陈藏器的《本草拾遗》、日本丹波康赖所著的《医心方》、宋代掌禹锡的《嘉祐补注神农本草》（简称《嘉祐本草》《嘉祐》）、宋代唐慎微的《经史证类备急本草》（简称《证类本草》）。其在宋代几次修订，改名为《经史证类大观本草》《政和新修证类备用本草》《重修政和经史证类备用本草》等）及明代李时珍的《本草纲目》等本草书中。因《本草拾遗》《嘉祐本草》原著已散佚，其部分佚文存于《证类本草》及其他本草书中。

清光绪三十三年（1907 年），英国人斯坦因在敦煌莫高窟藏经洞中发现该书古抄本残卷，收有从"石榴"至"芋"（前后皆有缺失）共 26 种药物的条文，现存英国图书馆东方写本与印本部。

日本学者狩野直喜氏首次抄录英伦敦收藏的残卷。1924 年，罗振玉根据狩野直喜氏的转抄本，并参照残卷的另一影本誊抄，编入他主编的《敦煌石室碎金》一书中。1925 年，东方学会据罗氏抄本以《〈食疗本草〉残卷》为名，影印刊行。

1930 年，日本学者中尾万三对残卷考察研究后，著有《〈食疗本草〉之考察》一书，共辑得药物 241 条，是近代最早的一种辑本。1931 年（民国二十年），范凤源将中尾万三辑本中的校注及日文假名旁注摘出删去，冠以《敦煌石室古本草》之名，由大东书局铅印刊行。

1984 年，谢海州、马继兴、翁维健、郑金生等专家学者，根据罗振玉主编的《敦煌石室碎金》中转抄的《〈食疗本草〉残卷》及所收的其他资料，重新进行校辑，按其种类分为上、中、下三卷，共辑得药物 260 条，名《食疗本草》，由人民卫生出版社出版，为《食疗本草》的另一种辑复本。

2003 年，尚志钧根据历代本草书籍所存佚文，按自然属性分类，辑校出版《食疗本草考异本》（安徽科学技术出版社），共录药物 291 条。

除此之外的《食疗本草》各种版本，以及相关校注本、译注本，大多以上述辑复本为准，略有变化。

此次校注的《食疗本草》，是根据历代本草书中保留的内容及敦煌石窟中的残卷本一一核对汇集而成，共辑注 269 条，另有附录 8 条。

二、 校本收集

本书所辑佚文依据下列书：①《重修政和经史证类备用本草》（人民卫生出版社 1957 年出版影印晦明轩本，简称政和本）。②《医心方》（人民卫生出版社 1955 年出版的影印本）。③敦煌残卷微缩胶片（简称残卷本）。

主校本有：①《经史证类大观本草》（清光绪三十年武昌柯逢时影印宋本，简称柯大观本）。②《本草纲目》（人民卫生出版社 1977 年简体竖排校点本）。

除此之外，还参考了《敦煌石室古本草》（1931 年上海大东书局铅印本，简称敦煌本），《食疗本草》（谢海洲、马继兴等辑，1984 年人民卫生出版社出版的繁体横排本，简称谢本），《食疗本草考异本》（尚志均辑校，2003 年安徽科学技术出版社出版，简称考异本），《大观本草》（尚志钧点校，2003 年安徽科学技术出版社出版的简体横排本，简称尚大观本），《新修本草》（尚志钧辑复，1981 年安徽科学技术出版社出版的简体横排本），《日华子本草·蜀本草》（尚志均辑释、辑复，2005 年安徽科学技术出版社出版的简体横排本），《神农本草经校注》（尚志均校注，2008 年学苑出版社出版的简体横排本）等。

三、 辑文原则

此次所辑之佚文出处较繁杂。如《重修政和经史证类备用本草》（政和本）中的佚文，包含有陈藏器引《食疗》之文及引张鼎之文；掌禹锡引"孟诜曰"及见于其他本草书中保留的"《嘉祐》新补药"之文；唐慎微引《食疗》之文及"八种食疗余"之文等。《医心方》中的佚文，包含有孟诜之文、孟诜《食经》之文、膳玄子张（张鼎）之文、膳玄子张《食经》之文等。《本草纲目》中除上述之外，还有诸书未见之《食疗本草》之文。故本书将各本中佚文逐一对比，核对汇集，力求全面、真实地反映《食疗本草》之全貌，从诸本中最终核定 269 种药物。

全书 269 种食物的排列依从政和本的顺序。每种食物的内容排列顺序，仍以政和本为主，再参照诸本核校。其顺序如下。

（1）政和本：①掌禹锡等谨按孟诜语；②孟诜语；③《食疗》语；④陈藏器余；⑤陈藏器引张鼎《食疗》文；⑥《嘉祐》新补药。

（2）残卷本。

（3）《医心方》：①孟诜语；②孟诜《食经》；③膳玄子张语；

④脂玄子张《食经》。

因政和本所引佚文较多，不再一一标注，一般情况下，不同出处的条文分段以明示。凡出自《医心方》的佚文，在其段末标为【医】；出自残卷本的佚文，在段末标为【残】。

药物名称以政和本为主，若残卷本与此不同，依残卷本。但也尽可能用现代通俗易懂之名。有时同一条中出现多种食物名，则据内容排定主次立条，不重复立条目。如“食盐”条亦提到“皂荚”，“白胶”条中亦涉及“人参”等，“皂荚”“人参”不单独立条目。

四、 校注原则

原书是繁体竖排，今改为简体横排。原方位词“左”“右”改为“下”“上”，不再出注。原书段落较长的，根据内容进行分段。为尽可能保存佚文原貌，对不同出处的相同、相近佚文，不删减，不归并，不辨异。

（1）凡“藏府”径直作“脏腑”；“杏仁”之类等古书中写作“人”，径改，不出注。

（2）残卷本只注不校，一般情况不与诸本对比，若其他本在引用时有异，则出校语。

（3）对于文中一些疑难字词，简略注释，一般不出书证，更不作烦琐考证；医学名词术语尽可能少注或不注，必须注者也以简略为原则。

（4）生僻字、疑难字采用汉语拼音和直音相结合的方法注明读音，以便阅读。

（5）某词在书中多次出现，一般情况下注解一次，但若词同而义异，或词义重要，则也重复注释；有些词语有异义，不能定夺，则附另说，以供参考。

（6）对通假字作注，一般用“通某”字样；对古今字作注，一般用"某的古字"字样；异体字、俗体字一般径直改用正体字，不出校记，若诸本不同者，或影响理解，则出校记；因刊刻所致笔画误漏，字书查无可据，改为正字；个别明显错字径直改过，无法确定者则存疑。

校注者

2015 年 3 月

目　录

一、食盐

蠼螋尿疮①，盐三升，水一斗，煮取六升。以绵浸汤，淹②疮上。又，治一切气及脚气，取盐三升，蒸，候热分裹，近壁脚踏之，令脚心热。又，和槐白皮蒸用，亦治脚气。夜夜与之良。又，以皂荚两梃③，盐半两，同烧，令通④赤，细研。夜夜用揩齿，一月后，有动者齿及血䘌⑤齿并差⑥，其齿牢固。

【校注】

① 蠼螋（qúsōu 渠叟）尿疮：传说人影受蠼螋虫尿射后所生的疮。蠼螋，俗称"耳夹子虫"，又名剪刀虫、八角虫。体扁平狭长，黑褐色，前翅较短较硬，后翅较大较圆，折在前翅下；有些种类无翅，尾端有角质的尾铗。多生活在潮湿的地方，隐于壁间。古人认为其以尿射人，则人遍体生疮，如汤火伤。

② 淹：浸没。

③ 梃（tǐng 挺）：竿状物的计量单位，相当于"杆""支"。柯大观本作"挺"。

④ 通：全。

⑤ 䘌：虫食病。血䘌齿，虫齿痛。

⑥ 差："瘥"的古字，病愈。

二、石燕①

在乳穴②石洞中者冬月采之，堪食。余月采者只堪治病，不堪食也。又，治法：取石燕二七③枚，和五味，炒令熟，以酒一斗，浸三日，即每夜卧时饮一两盏，随性也，甚能补益，能吃食，令人健力也。

石燕：在乳穴石洞中者，冬月采之，堪食。余者不中，只可治病，食如常法，都④二十枚，投酒一斗⑤中渍之，三日后取饮，每⑥服一二盏，随性多少，甚益气力⑦。

【校注】

① 石燕：政和本卷十九、柯大观本卷十九另单列有"燕屎"条。 今并于此条。

② 乳穴：石钟乳洞。

③ 二七：古代数词表示法之一，两数相乘表示一数。 即十四。 柯大观本作"二十"。

④ 都：柯大观本作"取"。

⑤ 一斗：柯大观本作"二升"。

⑥ 每：柯大观本作"每夜"。

⑦ 石燕……甚益气力：见政和本卷十九、柯大观本卷十九"燕屎"条。

三、黄精

饵黄精，能①老不饥。其法，可取瓮子②去底，釜③上安置，令得所，盛黄精令满，密盖蒸之，令气溜，即暴④之。第二遍，蒸之亦如此。九蒸九暴。凡生时有一硕⑤，熟有三四斗。蒸之若生，则刺人咽喉，暴使干，不尔⑥朽坏。其生者若初服，只可一寸半；渐渐增之，十日不食；能长服之，止三尺五寸⑦。服三百日后，尽⑧见鬼神，饵必升天。根、叶、花、实皆可食之。但相对⑨者是，不对者名偏精⑩。

【校注】

① 能：通"耐"。

② 瓮子：陶制盛器，小口大腹。

③ 釜：古炊器。

④ 暴："曝"的古字，晒。

⑤ 硕：用同"石（dàn 但）"，容量单位，十斗为一石。

⑥ 尔：这样。

⑦ 寸：政和本作"升"，非。

⑧ 尽：《普济方·卷二百六十四·服饵门·神仙服饵·服黄精耐老不饥方》作"昼"，可参。

⑨ 相对：指其叶互生。

⑩ 偏精：黄精的一种，叶不互生，药效较互生者稍差。

四、菊花

甘菊：平。其叶正月采，可作羹；茎，五月五日采；花，九月九日采。并主头风、目眩、泪出，去烦热，利五脏。野生苦菊不堪用。

五、天门冬

补虚劳①，治肺劳，止渴，去热风。可去皮心，入蜜煮之，食后服之。若曝干，入蜜丸尤佳。亦用洗面，甚佳。

【校注】

① 虚劳：病名。又作"虚痨"。

六、地黄①

地黄，微寒。以少蜜煎，或浸食之，或煎汤，或入酒饮，并妙②。生则寒，主齿痛、唾血、折伤。叶可以羹。

【校注】

① 地黄：政和本、柯大观本作"干地黄"。

② 妙：柯大观本作"炒"。

七、薯蓣①

治头疼，利丈夫②，助阴力③。和面作馎饦④，则微动气⑤，为不能制面毒⑥也。熟煮和蜜，或为汤煎，或为粉，并佳。干之⑦入药更妙也。

【校注】

① 薯蓣：山药。政和本作"署预"。

② 丈夫：此泛指男性。

③ 阴力：性能力。

④ 馎饦（bótuō 薄托）：古代一种水煮的面食。

⑤ 动气：脾胃气机失调。

⑥ 面毒：古人认为麦性大热，是有"毒"的。麦毒会引起"病狂"，还会导致一种名为"风壅"的疾病，甚至被视著"杀人之物"。

⑦ 干之：使之干。

八、薏苡仁①

性平，去干湿脚气，大验②。

【校注】

① 薏苡仁：政和本作"薏苡人"。

② 验：柯大观本作"效"。

九、白蒿①

白蒿，寒。春初此蒿前诸草生。捣汁，去热黄②及心痛。其叶生挼③，醋淹④之为菹⑤，甚益人。又，叶干为末，夏日暴水痢⑥，以米饮⑦和一匙，空腹服之。子主鬼气⑧，末⑨和酒，服之良。又，烧淋灰⑩，煎，治淋沥⑪疾。

【校注】

① 白蒿：政和本引《本草图经》："唐孟诜亦云生挼醋食。今人但食蒌蒿，不复食此，或疑此蒿即蒌蒿，而孟诜又别著'蒌蒿'条，所说不同，明是二物，乃知古今食品之异也。"一说为"莴笋"。

② 热黄：黄疸的一种。

③ 挼（ruó）：揉搓。

④ 淹：通"腌"。

⑤ 菹（zū 租）：酸菜；腌菜。

⑥ 暴水痢：急性痢疾。

⑦ 米饮：米汤。

⑧ 鬼气：鬼怪邪气。

⑨ 末：研为粉末。

⑩ 烧淋灰：指将白蒿烧成灰，淋水取灰汁。

⑪ 淋沥：小便滴沥涩痛之症，淋病主症之一。

一〇、决明子

平。叶，主明目，利五脏，食之甚良。子，主肝家①热毒气，风眼赤泪。每日取一匙，挼去尘埃，空腹，水吞之。百日后夜见物光也。

【校注】

① 肝家：柯大观本作"人患"。

一一、生姜

生姜，温。去痰，下气。多食，少心智。八九月食，伤神。又，冷痢①，取椒烙②之为末，共干姜末等分，以醋和面，作小馄饨子，服二七枚。先以水煮，更稀③，饮中重煮，出，停冷，吞之。以粥饮下，空腹日一度④，作之良。谨按⑤：止逆，散烦闷，开胃气。又，姜屑末和酒服之，除偏风⑥。汁作煎，下一切结实⑦，冲胸膈恶气，神验。

生姜，温。去痰，下气，除壮热⑧，治转筋⑨心满，去胸中臭气，通神明。又，胃气虚，风热不能食，姜汁半鸡子壳，生地黄汁少许，蜜一匙头，和水三合，顿服⑩，立差。又，皮寒，性温。作屑末，和酒服，治偏风。又，姜汁和杏仁汁，煎成膏⑪，酒调服，或水调下，善下一切结实冲胸膈。

食之，除鼻塞，去胸中臭气⑫。【医】

【校注】

① 冷痢：由肠虚寒客所致的痢疾。

② 烙：灼；烧烤。

③ 更稀：柯大观本作"更之"。 更，变、改。

④ 度：次。

⑤ 谨按：疑为张鼎所补。 下同。

⑥ 偏风：又称"偏枯"，即半身不遂。

⑦ 结实：指饮食停积在肠胃，导致腹胀、呕吐、嗳酸、纳呆等。

⑧ 壮热：发热较甚，扪之烙手，或出现恶热、烦渴者，谓之壮热，又称高热。

⑨ 转筋：肢体筋脉牵掣拘挛，痛如扭转。 俗谓抽筋。

⑩ 顿服：一次服完。

⑪ 膏：政和本作"煎"，误。

⑫ 食之……臭气：语出《医心方·卷三十·五菜部第四》"生姜"条引孟诜语。

一二、菓耳①

苍耳，温。主中风、伤寒头痛。又，丁肿②困重，生捣苍耳根、叶，和小儿尿，绞取汁，冷服一升，日三度，甚验。

拔丁肿根脚③。又治一切风：取嫩叶一石，切捣，和五升麦蘖④，团作块。于蒿、艾中盛二十日，状成曲。取米一斗，炊作饭，看冷暖，入苍耳麦曲⑤，作三大升酿之。封一十四日成熟。取此酒，空心暖服之，神验。封此酒，可两重布，不得全密，密则溢出。又，不可和马肉食。

【校注】

① 菓（xǐ 喜）耳：苍耳，一种草本植物，果实苍耳子入药。 政和本、柯大观本作"菓耳实"。

② 丁肿：疔肿，病名。 即疔疮。 丁，"疔"的古字。 下同。

③ 拔丁肿根脚：此处因无用法，谢本疑有脱文。 可参。

④ 麦蘖：麦芽。 又名大麦蘖、大麦毛、大麦芽。 柯大观本作"蘗"，非。

⑤ 曲：柯大观本作"蘖曲"。

一三、葛根

葛根，蒸食之，消酒毒①。其粉亦甚妙。

【校注】

① 酒毒：酗酒、醉酒引起的身体不适。

一四、栝楼

子，下乳汁。又治痈肿。栝楼根，苦酒①中熬燥，捣筛之。苦酒和，涂纸上，摊贴，服金石^②人宜用。

【校注】

① 苦酒：醋的别名。

② 金石：指古代丹药。

一五、燕覆子^①

燕覆子，平。厚肠胃，令人能食。下三焦，除恶气，和子食之，更好。江北人多不识，江南人多食。又，续五脏断绝气，使语声足气，通十二经脉。其茎名通草，食之，通利诸经脉拥^②不通之气。北人但识通草，不委^③子之功。其皮不堪食。

煮饮之，通妇人血气；浓煎三五盏，即便通。又，除寒热不通之气，消鼠瘘^④、金疮^⑤、踒折^⑥。煮汁酿酒妙。

燕覆子，平。上主利肠胃，令人能食，下三焦，除恶气，和子食更良。江北人多不识此物，即南方人食之。又，主续五脏音声及气，使人足气力。又，取枝叶煮饮服，治卒^⑦气奔绝，亦通十二经脉。其茎为草，利关节拥塞不通之气。今北人只识通草，而不委子功^⑧。【残】

【校注】

① 燕覆子：指木通，又称附支、丁翁、万年藤。政和本、柯大观本作"通草"。从残卷本。《本草图经》："而俗间所谓通草，乃通脱木也。……今京师园圃间亦有种莳者。古方所用通草，皆今之木通，通脱稀有使者。近世医家多用

利小便，南人或以蜜煎作果，食之甚美。"《新修本草》"通草"条："此物大者径三寸，每节有二三枝，枝头有五叶。 其子长三四寸，核黑穰白，食之甘美。 南人谓为燕覆，或名乌覆。"《日华子本草》"本通"条："木通，安心除烦，止渴退热。 ……子名燕藘子，七八月采。"

② 拥：通"壅"。

③ 委：任；派。 此指了解、知悉。

④ 鼠瘘：瘰疬。 即淋巴腺结核症。

⑤ 金疮：指金创，刀箭等金属器械造成的伤口。

⑥ 踒（wō 窝）折：骨折。

⑦ 卒：通"猝"，突然。

⑧ 燕藘子……子功：语出残卷本"燕藘子"条。

一六、百合

平。主心急黄①，蒸过蜜和食之，作粉尤佳。红花者名山丹，不甚良②。

【校注】

① 心急黄：又称心黄，黄疸的一种。

② 不甚良：柯大观本作"不堪食"。

一七、艾叶

艾实与干姜为末，蜜丸，消一切冷气①，田野人尤与相当②。干者并煎者，金疮，崩中，霍乱，止胎漏。春初采，为干饼子，入生姜煎服，止泻痢。三月三日可采作煎，甚治冷。若患冷气，取熟艾，面裹作馄饨，可③大如弹④许⑤。又，治百恶气⑥，取其子，和干姜，捣作末，蜜丸，如梧子大，空心三十丸服，以饭三五匙压之，日再⑦服，其鬼神速走出，颇消一切冷血⑧。田野之人，与此方相宜也。又，产后泻血不止，取干艾叶半两，炙熟，老生姜半两，浓煎汤，一服便止，妙。

一八、恶实①

根作脯，食之良。热毒肿，捣根及叶，封②之。杖疮、金疮，取叶贴之，永不畏风。又，瘫缓③及丹石④风毒⑤，石热⑥发毒。明耳目，利腰膝，则取其子末之，投酒中浸，经三日。每日饮三两盏，随性多少。欲散支⑦节筋骨烦热毒，则食前，取子三七粒，熟挼吞之，十服后甚良；细切根如小豆大，拌面作饭煮食，尤良⑧。又，皮毛间习习⑨如虫行，煮根汁浴之，夏浴慎风⑩却入⑪。其子，炒过，末之如茶，煎三匕⑫，通利小便。

【校注】

① 恶实：牛蒡的别名。

② 封：密闭；盖。

③ 瘫缓：瘫痪。 柯大观本作"瘫痪"。

④ 丹石：丹砂炼制的丹药。 此似指服用丹石药引起的中毒反应。

⑤ 风毒：指感受风邪后，身体里产生毒邪滞留的症状，如风疹、胀气、憋
　　闷和不明原因的游走性疼痛。 或指与所居处潮湿低下有关的致病因素。

⑥ 石热：当指服食丹药之后发热。

⑦ 支："肢"的古字。 下同。

⑧ 尤良：谢本考《药性论》作"消胀壅尤良"。 可参。

⑨ 习习：形容痒的感觉，游动不定。

⑩ 慎风：柯大观本作"避风"。

⑪ 却入：避免侵入。

⑫ 匕：古代的一种取食器具，长柄浅斗，形状像汤勺。 此指量药的器具，其状
　　如刀匕。 一方寸匕大小为古代一寸正方，其容量相当于十粒梧桐子大。

一九、小蓟①

小蓟根，主养气。取生根、叶，捣取自然汁，服一盏，立佳。
又，取菜②煮食之，除风热。根主崩中。又，女子月候③伤过④，
捣汁半升，服之。金疮血不止，挼叶封之⑤。夏月热，烦闷不止：
捣叶，取汁半升，服之立差。

治金创血出方：挼蓟叶封之⑥。【医】

叶只堪煮羹食，甚除热风气。又，金创血不止，挼叶封之即止⑦。【医】

_____

【校注】

① 小蓟：此条名称各本皆不同。柯大观本作"大小蓟根"；政和本为"小蓟根"。

② 菜：据义当为"叶"。

③ 月候：月经。

④ 伤过：过分；过多。伤，过分。

⑤ 封之：《医心方·卷三十·五菜部第四》"大小蓟"条中"封之"两字后有"即止"，可参。

⑥ 治金创血出方……封之：语出《医心方·卷十八·治金创血出不止方第九》引孟诜《食经》语。

⑦ 叶只堪……即止：语出《医心方·卷三十·五菜部第四》"大小蓟"条引孟诜语。

二〇、海藻①

海藻，主起男子阴气，常食之，消男子瘆②疾。南方人多食之，传于北人③。北人食之倍生诸病，更不宜矣。

食之起男子阴，恒食消男子癫④。【医】

瘦人不可食之⑤。【医】

【校注】

① 海藻：亦作"海薻"。 又名海萝，海苔。 生于海中的藻类植物。

② 㿉（tuī 推）疾：阴囊肿大。

③ 北人：柯大观本作"北方"。

④ 食之……男子癫：语出《医心方·卷三十·五菜部第四》"海藻"条引孟诜语。 癫，同"㿉"。

⑤ 瘦人不可食之：语出《医心方·卷三十·五菜部第四》"海藻"条引胹玄子张语。 胹（yú 鱼）玄子张，即孟诜弟子张鼎。 据考可能是唐开元年间（713—741 年）的道士而兼通医者。 道号为胹玄子。

二一、昆布

下气，久服瘦人。无此疾者，不可食。海岛之人爱食，为无好菜，只食此物。服久，病亦不生，遂传说其功于北人。北人食之，病皆生，是水土不宜尔。

二二、紫菜①

紫菜，下热气，多食胀人。若热气塞咽喉，煮汁饮之②。此是海中之物，味犹有毒性。凡是海中菜，所以有损人矣。

【校注】

① 紫菜：政和本、柯大观本等本皆收于"昆布"条内。 今单列。

② 煮汁饮之：政和本作"者汁饮之"。 者，当为"煮"。

二三、船底苔①

冷，无毒。治鼻洪②、吐血、淋疾。以炙甘草并豉汁浓煎汤③，旋呷。又，主五淋，取一团鸭子大，煮服之④。

又，水中细苔⑤，主天行⑥病，心闷，捣绞汁服。

【校注】

① 船底苔：生长在船身水线之下的某些藻类植物。本条为《嘉祐》新补药，见孟诜、陈藏器、日华子（意谓《嘉祐》糅合三家文字而成，不再细分。下同）。政和本、柯大观本在"荠苨"条后，本书据义类提至此处。

② 鼻洪：指鼻子出血严重的病证。

③ 汤：柯大观本作"温"。

④ 取一团鸭子大，煮服：政和本引陈藏器语："取一鸭卵块大，水煮服之。"可参。

⑤ 细苔：指与船底苔相似的藻类植物。谢本谓"水中细苔"当出《日华子》，可参。

⑥ 天行：流行性疫病。

二四、干苔①

味咸，寒一云温。主痔，杀虫，及霍乱呕吐不止，煮汁服之。又，心腹烦闷者，冷水研如泥，饮之即止。又，发诸疮疥，下②一切丹石，杀诸药毒。不可多食，令人痿黄，少血色。杀木蠹虫，内③木孔中。但是海族之流④，皆下丹石。

【校注】

① 干苔：本条为《嘉祐》新补药，见孟诜、陈藏器、日华子。《本草纲目·草部第二十一卷·干苔》："此海苔也。 彼人干之为脯。 ……苏恭以此为水苔者，不同，水苔不甚咸。" 政和本、柯大观本在"船底苔"条后。

② 下：除去。

③ 内："纳"的古字。

④ 海族之流：指海里的生物。

二五、蘹香①

国人重之，云有助阳道②，用之，未得其方法也。生捣茎叶汁一合，投热酒一合，服之，治卒肾气冲胁，如刀刺痛，喘息不得，亦甚理③小肠气④。

取蘹香华、叶，煮服之⑤。【医】

【校注】

① 蘹香：茴香。 政和本、柯大观本作"蘹香子"。《本草纲目·菜部第二十六卷·蘹香》："蘹香，北人呼为茴香，声相近也。"

② 阳道：男性生殖器。 此指男性生殖系统功能。

③ 理：治疗；疏理。

④ 小肠气：疝气。

⑤ 取蘹香华……服之：语出《医心方·卷九·治恶心方第十四》引孟诜《食经》"恶心方"。 华，"花"的古字。

二六、蒟酱①

温。散结气，治心腹中冷气，亦名土荜菝②。岭南荜菝尤治胃气疾，巴蜀有之。

【校注】

① 蒟（jǔ 举）酱：又名槟榔药、大荜拔、土荜拔、蒟青等，为胡椒科植物蒟酱的果穗。

② 土荜菝：蒟酱的别名。柯大观本作"土荜拔"，下同。

二七、荠苨①

丹石发动②，取根，食之尤良。

【校注】

① 荠苨：桔梗科草本植物荠苨的根。又称杏参、杏叶沙参、白面根、甜桔梗、地参等。

② 发动：发作。指服食丹药后引起副作用。

二八、青蒿①

青蒿，寒。益气长发，能轻身补中，不老明目，煞②风毒，捣傅③疮上，止血生肉。最早，春便④生，色白者是。自然香，醋淹为菹，益人。治骨蒸⑤，以小便渍一两宿，干，末为丸，甚去热劳⑥。又，鬼气，取子为末，酒服之方寸匕，差。烧灰淋汁，和石灰煎，治恶疮瘢黡⑦。

【校注】

① 青蒿：政和本、柯大观本作"草蒿"。

② 煞：除去；消除。

③ 傅：通"敷"，涂抹。

④ 便：柯大观本作"前"，可参。

⑤ 骨蒸：阴虚潮热的热气自里透发而出，故称为骨蒸。即今结核。

⑥ 热劳：指虚劳病之呈现热象者。

⑦ 瘢黡（yǎn 眼）：皮肤上的黑色斑点、瘢痕。黡，政和本作"靥"，非。

二九、藋菌①

菌子，发五脏风，壅经络，动痔病，昏多睡，背膊、四肢无力。又，菌子有数般，槐树上生者良。野田中者恐有毒，杀人。又，多发冷气。

【校注】

① 藋（huán 桓）菌：又名鹳菌、灌菌，属可以入药的菌类。此条可与本书"四十三、菌子"条相参。

三〇、牵牛子

多食稍冷。和山茱萸服之，去水病。

三一、羊蹄①

主痒，不宜多食。

【校注】

① 羊蹄：以根名羊蹄，以叶名牛舌，以治秃疮名秃菜也。 政和本、柯大观本作"羊蹄根"。

三二、菰菜①

菰菜，利五脏邪气，酒皶②、面赤、白癞③、疬疡④、目赤等，效。然滑中⑤，不可多食。热毒，风气，卒心痛，可盐、醋煮食之。又云：菰首，寒。主心胸中浮热风，食之，发冷气，滋⑥人齿，伤阳道，令下焦冷滑，不食甚好。若丹石热发，和鲫鱼⑦煮作羹食之，三两顿，即便差耳。

【校注】

① 菰菜：茭白。 多年水生，可食用。 政和本、柯大观本作"菰根"，指菰菜的根茎，也称茭白。 下文所说的"菰首"，也为茭白的别名。

② 皶（zhā 扎）：古同"齇"，鼻子上的小红疱。 俗称"酒渣鼻"。

③ 白癞：麻风病的一种。

④ 疬疡：汗斑。 由一种真菌引起的皮肤病。

⑤ 滑中：使中焦脾胃虚弱。

⑥ 滋：浸染。

⑦ 和鲫鱼：此三字前，敦煌本有"取菰根"三字。 可参。

三三、萹蓄①

蛔虫心痛，面青，口中沫出，临水②，取叶十斤，细切，以水三石三斗，煮如饧③，去滓，通寒温，空心服一升，虫即下，至重者，再服，仍通宿勿食，来日平明④服之。患治常，取萹竹叶，煮汁澄清，常用以作饭。又，患热黄、五痔，捣汁，顿服一升，重者再服。丹石发，冲眼目肿痛，取根一握，洗，捣以少水，绞取汁，服之。若热肿处，捣根茎傅之。

【校注】

① 萹蓄：萹竹。

② 临水：疑非。 谢本考《药性论》"临水"为"临死"之误。《本草纲目·草部第十六卷·萹蓄》引孟诜语作"临死者"。 皆可参。

③ 饧（xíng 行）：糖稀。

④ 平明：天刚亮的时候。

三四、甘蔗①

主黄疸。子，生食，大寒，止渴，润肺，发冷病。蒸熟，暴之，令口开，春取仁②食之，性寒，通血脉，填骨髓。

【校注】

① 甘蔗：香蕉。 政和本、柯大观本作"甘蔗根"。

② 仁：原文作"人"，径改为"仁"。 下同。 此指香蕉肉。

三五、蛇莓①

主胸胃热气，有蛇残②不得食③。主孩子口噤④，以汁灌口中，死亦再活。

【校注】

① 蛇莓：蔷薇科植物。 莓，"莓"的古字。

② 蛇残：蛇游过沾染上毒液。

③ 不得食：柯大观本作"不食"。

④ 口噤：牙关紧急，口不能张开的症状。

三六、苦芙①

苦芙，微寒。生食，治漆疮②。五月五日采，暴干作灰，傅面目、通身漆疮。不堪多食尔。

【校注】

① 苦芙（ǎo 袄）：菊科植物蒙山莴苣的全草。

② 漆疮：因接触漆树、漆液、漆器或仅嗅及漆气而引起的常见皮肤病。

三七、槐实

主邪气、产难、绝伤。春初嫩叶亦可食，主瘾疹①，牙齿诸风疼。

【校注】

① 瘾疹：以皮肤出现红色或苍白色风团、瘙痒时隐时现为主要表现的过敏性皮肤病。

三八、枸杞

寒，无毒。叶及子，并坚筋能老，除风，补益筋骨，能益人，去虚劳。根，主去骨热、消渴。叶，和羊肉作羹，尤善益人。代茶法，煮汁饮之，益阳事①。能去眼中风痒赤膜，捣叶汁，点之良。又，取洗去泥，和面，拌作饮，煮熟吞之，去肾气，尤良。又，益精气。

【校注】

① 阳事：指阴茎或性功能。

三九、榆荚①

生皮，主暴患赤肿，以皮三两捣，和三②年醋滓，封之，日六七易③。亦治女人妒乳肿④。服丹石人，采叶，生服一两顿，佳。子，作酱食，能助肺，杀诸虫，下气，令人能食，消心腹间恶气，卒心痛，食之良。

生榆皮，利小便，主石淋⑤。又，取叶煮食之，时复食一顿，尤良。高昌⑥人，多捣白皮⑦为末，和菜蒩食之，甚美，令人能食。

仙家长服，服丹石人亦食之，取利关节故也。又，榆仁，可作酱食之，亦甚香美，有少辛味，能助肺气，杀诸虫，下气，令人能食，又，心腹间恶气，内消之。尘^⑧者尤良。又，涂诸疮癣妙。又，卒患冷气，心痛，食之差。并主小儿痫^⑨，小便不利。

榆荚，平，上疗小儿痫疾。又方，患石淋，茎^⑩又暴赤肿者，榆皮三两，熟捣，和三年米醋浑，封茎上，日六七遍易。又方，治女人石痈^⑪、妒乳肿。案^⑫经：宜服丹石人取叶煮食，时服一顿亦好。高昌人多捣白皮为末，和蓝菜^⑬，食之甚美。消食，利关节。又，其子可作酱食之，甚香。然稍辛辣，能助肺气，杀诸虫，下心腹间恶气，内消之。陈浑者久服尤良。又，涂诸疮癣妙。又，卒冷气，心痛，食之差^⑭。【残】

【校注】

① 榆荚：政和本、柯大观本作"榆皮"，残卷本作"榆荚"，从之。

② 三：柯大观本作"二"。

③ 易：换。

④ 妒乳肿：即乳痈。 产后婴儿未能饮，使乳汁不泄，或乳胀，捏其汁不尽，皆令乳汁蓄结，与血气相搏，壮热大渴引饮，疼痛，手不能碰。

⑤ 石淋：病名。 小便涩痛，尿出砂石。 又称砂淋、沙石淋。 多因下焦积热，煎熬水液所致。

⑥ 高昌：西域古国，位于今新疆吐鲁番东南的哈喇和卓地方。

⑦ 白皮：即榆白皮。

⑧ 尘：据义当为"陈"。

⑨ 小儿痫：即癫痫。 俗称羊痫风或羊角风。

⑩ 茎：阴茎。

⑪ 石痈：病名。 痈疽牢固有根且硬如石头，疑似今肿瘤。

⑫ 案：考查。

⑬ 菹菜：鱼腥草。 一说指腌菜。

⑭ 榆荚……食之差：语出残卷本"榆荚"条。"食之差"三字残卷本为小字。

四〇、酸枣

酸枣，平。主寒热结气，安五脏，疗不得眠。

四一、五木耳①

寒，无毒。利五脏，宣肠胃气，拥②毒气，不可多食。惟益服丹石人，热发，和葱、豉作羹。

【校注】

① 五木耳：指生长在桑、槐、楮、榆、柳五朽木上的一种食用真菌，因其形似人耳而得名。 此条内容政和本、柯大观本在"桑根白皮"条内，今单列。

② 拥：《本草纲目·菜部第二十八卷·木耳》中"桑耳"条下引孟诜文为"排"，可参。

四二、桑①

桑根白皮，煮汁饮，利五脏。又，入散用，下一切风气水气。又云，桑叶，炙煎饮之，止渴，一如茶法。又云，桑皮，煮汁，可染褐色，久不落。柴烧灰淋汁入炼，五金家②用。

桑椹，性微寒。食之，补五脏，耳目聪明③，利关节，和经脉，通④血气，益精神⑤。【医】

————————

【校注】

① 桑：政和本、柯大观本皆作"桑根白皮"。此条只列"桑"的内容，另有部分内容放在"菌子"条。

② 五金家：炼丹药的术士。

③ 聪明：听力好，视力好。

④ 通：原文衍一"通"字，今删去。

⑤ 桑椹……益精神：语出《医心方·卷三十·五果部第二》"桑椹"条引孟诜语。"桑椹"二字原无，据义补。

四三、菌子①

菌子，寒。发五脏风，拥②经脉，动痔病，令人昏昏多睡，背膊四肢无力。又，菌子有数般，槐树上生者良。野田中者恐有毒，杀人。又，多发冷气，令腹中微微痛。

————————

【校注】

① 菌子：此条文字原在"桑根白皮"条内，今分条单列。与前"二十九、藋菌"内容多相近，可参。

② 拥：柯大观本作"壅"。

四四、竹①

笋，寒。主逆气，除烦热；动气②，发冷症③，不可多食。

越④有芦及箭笋⑤，新者稍可食，陈者不可食。其淡竹及中母笋⑥，虽美，然发背⑦，闷脚气。又云，慈竹⑧沥⑨，疗热风，和食饮，服之良。

淡竹上，甘竹次。主咳逆、消渴、痰饮、喉痹、鬼疰、恶气、杀小虫、除烦热。苦竹叶，主口疮，目热，喑哑。苦竹笳⑩，主下热壅。苦竹根，细剉一斤，水五升，煮取汁一升，分三服，大下心肺、五脏热毒气。苦笋不发痰。淡竹沥，大寒。主中风、大热、烦闷、劳复。淡竹笳，主噎膈、鼻衄。竹实⑪，通神明，轻身，益气。箽⑫、淡、苦、甘外，余皆不堪，不宜人。

慈竹，夏月逢雨，滴汁着地，生蓐⑬似鹿角，色白。取洗之，和姜、酱食之，主一切赤白痢，极验⑭。

竹笋不可共鲫鱼食之，使笋不消成症病，不能行步⑮。【医】

笋动气，能发冷症，不可多食⑯。【医】

【校注】

① 竹：政和本、柯大观本皆作"竹叶"。

② 动气：柯大观本作"又动气"。

③ 冷症：腹内结块，属性寒冷。

④ 越：周代诸侯国名，今江浙一带。

⑤ 芦及箭笋：指芦笋与箭竹笋。

⑥ 中母笋：指淡竹笋。

⑦ 发背：痈疽生在脊背部位。

⑧ 慈竹：别名茨竹、酒米慈、钓鱼慈、丛竹、吊竹、子母竹等。主干高 5～10 米，顶端细长，弧形，弯曲下垂如钓丝状，粗 3～6 厘米。分布于我国南部地

区。

⑨ 沥：竹子经加工后提取的汁液。

⑩ 茹：刮取竹皮而成的竹絮。

⑪ 竹实：竹子所结的籽实，形如小麦，也称竹米。

⑫ 筁（jīn 仅）：竹子的一种，节短质坚。

⑬ 蓐：陈草复生，此指竹蓐，是生在竹根上的菌，又名竹肉、竹菇。

⑭ 慈竹……极验：语出政和本卷十四木品下部"二十六种陈藏器余"（唐慎微将其他书中掌禹锡未收往返药物称为'某某余'。此即唐慎微收入的陈藏器引张鼎《食疗》之文。下同）中"桃竹笋"条下引"张鼎《食疗》云"。柯大观本引为："慈竹，夏月逢雨，滴汁着地，生物似鹿角菜，名竹蓐，取之洗，和姜、酱食之，主一切赤白痢，极验。张鼎《食疗》亦云。"尚大观本引为："张鼎《食疗》亦云：慈竹，夏月逢雨，滴汁着地，生蓐似鹿角菜，名竹蓐，取洗之，和姜、酱食之，主一切赤白痢，极验。"可互参。

⑮ 竹笋不可共鲫鱼食之……不能行步：语出《医心方·卷二十九·合食禁第十一》引孟诜《食经》语。

⑯ 笋……多食：语出《医心方·卷三十·五菜部第四》"竹笋"条孟诜语。

四五、吴茱萸

茱萸，主心痛下气，除呕逆、脏冷。又，皮，止齿痛。又，患风瘙痒痛者，取茱萸一升，清酒①五升，和煮，取一升半，去滓，以汁暖洗。中贼风，口偏，不能语②者，取茱萸一升，清酒一升，和煮四五沸，冷服之半升，日三服，得少汗差。谨按：杀鬼疰气。又，开目者不堪食。又，鱼骨在人腹中刺痛③，煮一盏汁，服之止。又，骨在肉中不出者④，嚼封之，骨当烂出。脚气冲心，可和生姜汁饮之，甚良。

微温。主痢，止泻，厚肠胃，肥健人，不宜多食。

吴茱萸，温。上主治心痛，下气，除咳逆，去脏中冷，能温脾气，消食。又方，生树皮，上牙疼痛痒等，立止。又取茱萸一升，清酒五升，二味和，煮取半升，去滓，以汁微暖洗。如中风、贼风、口偏不能语者，取茱萸一升，美清酒四升，和煮四五沸，冷服之半升，日二服，得小汗为差。案经：杀鬼毒，尤良。又方，夫人冲冷风，欲行房，阴缩不怒⑤者，可取二七粒，含⑥之良久，咽下津液。并用唾涂玉茎头，即怒⑦。又，闭目者名橝子⑧，不宜食。

又方，食鱼骨，在腹中痛，煮汁一盏，服之即止。又，鱼骨刺在肉中不出，及蛇骨者，以封其上，骨即烂出。又，奔豚气冲心，兼脚气上者，可和生姜汁，饮之甚良⑨。【残】

【校注】

① 清酒：古代指祭祀之酒，后指没有沉淀物的酒。

② 语：柯大观本作"言"。

③ 鱼骨在人腹中刺痛：《医心方·卷二十九·治食鱼骨哽方第四十》引昝玄子张《食经》作："治鱼骨在腹中痛方：煮吴茱服一盏汁。"可参。

④ 又，骨在肉中不出者：《医心方·卷二十九·治食鱼骨哽方第四十》引昝玄子张《食经》作："又方，在肉中不出方：捣吴茱萸，封上即烂出。"可参。

⑤ 怒：奋起，此指阴茎勃起。

⑥ 含：残卷本脱，据义补。

⑦ 并用唾涂玉茎头，即怒：残卷本为小字双行。

⑧ 橝（dǎng 党）子：食茱萸的别称。

⑨ 吴茱萸……饮之甚良：语出残卷本"吴茱萸"条。

四六、食茱萸

温。主心腹冷气痛、中恶，除咳①逆，去脏腑冷，能温中，甚良。又，齿痛，酒煎含之。又，杀鬼毒。中贼风，口偏不语者，取子一升，美豉三升，以好酒五升，和煮四五沸，冷服半升，日三四服，得汗便差。又，皮肉痒痛，酒二升，水五升，茱萸子半升，煎取三升，去滓，微暖洗之，立止。又，鱼骨在腹中刺痛，煮②汁一盏，服之，其骨软出。又，脚气冲心，和生姜煮汁饮之。又，鱼骨刺入肉不出者，捣封之，其骨自烂而出。又，闭目者名榝子，不堪食。

【校注】

① 咳：政和本作"饮"，非。

② 煮：柯大观本作"煎"。

四七、槟榔

多食发热。南人生食，闽中名橄榄子。所来北者，煮熟、熏干将①来。

【校注】

① 将：拿；携带。

四八、栀子

主喑哑、紫癜风、黄疸、积热、心躁。又方①，治下鲜血，栀子仁烧成②灰，水和一钱匕服之。量其大小多少服之。

【校注】

① 又方：政和本、柯大观本为大字。

② 成：政和本无。

四九、芜荑

主五脏、皮肤、肢节邪气。又，热疮，捣和猪脂涂差。又，和白蜜治湿癣，和沙牛酪，疗一切疮。陈者良，可少食之，伤多发热心痛，为辛故也，秋天食之尤宜人。长食，治五痔，诸病不生。

散腹中气痛。又，和马酪可治癣。作酱甚香美，功尤胜于榆仁。陈①者良。又，杀中恶虫毒。

芜荑，平。上主治五内邪气，散皮肤支节间风气，能化食，去三虫，逐寸白，散腹中冷气。又，患热疮，为末，和猪脂涂差。又方，和白沙蜜治湿癣。又方，和马酪治干癣。和沙牛酪，疗一切瘏②。

案经：作酱食之甚香美，其功尤胜于榆仁，惟陈久者更良。可少吃，多食发热心痛，为其味辛之故。秋天食之宜人。长吃治五种痔病。又，杀肠恶虫③。【残】

【校注】

① 陈：政和本作"尘"。

② 瘏（xī 西）：同"瘜"，疼痛。

③ 芫荑……杀肠恶虫：语出残卷本"芫荑"条。"杀肠恶虫"残卷本为双行小
字。

五〇、茗①

茗叶，利大肠，去热，解痰。煮取汁，用煮粥良。又，茶，主下气，除好睡，消宿食，当日成者良。蒸捣经宿，用。陈故者即动风发气。市人有用槐、柳初生嫩芽叶杂之。

【校注】

① 茗：政和本、柯大观本作"茗、苦茶"。

五一、秦椒

秦椒，温，灭瘢，长毛，去血。若齿痛，醋煎含之。又，损疮中风者，以面做馄饨，灰中烧之使热，断使口开，封其疮上，冷即易之。又法，久患口疮①，去闭口者，水洗，面拌，煮作粥，空腹吞之，以饭压之，重者可再服，以差为度。

【校注】

① 久患口疮：此四字政和本、柯大观本无，据义补。

五二、蜀椒

温，粒大者主上气，咳嗽，久风湿痹。又，患齿痛，醋煎含

之。又，伤损成疮，中风，以面裹作馄饨，灰中炮①之使熟，断开口，封其疮上，冷易热者，三五度易之。亦治伤损成弓风。又，去久患口疮，去闭口者，以水洗之，以面拌煮作粥，空心吞之三五匙，饭②压之。再服，差③。又，椒，温辛，有毒。主风邪，腹痛，痹寒，温中，去齿痛，坚齿发，明目，止呕逆，灭瘢，生毛发，出汗，下气，通神，去老，益血，利五脏。治生产后诸疾，下乳汁，久服令人气喘促。十月勿食，及闭口者大忌，子细黑者是。秦椒白色也。

除客热，不可久食，钝人性灵④。【医】

<hr/>

【校注】

① 炮（páo 刨）：中药制法的一种。

② 饭：谢本据《嘉祐》作"以饭"。 可参。

③ 再服，差：谢本据《嘉祐》作"重者可再服，以差为度"。

④ 除客热……性灵：语出《医心方·卷三十·五菜部第四》"蜀椒"条引孟诜语。 客热，外来的热邪。

五三、蔓椒①

主贼风挛急。

<hr/>

【校注】

① 蔓椒：又名猪椒、彘椒、狗椒、家椒等。 主风寒湿痹、疬节疼，除四肢厥气、膝痛。

五四、椿①

椿，温，动风，熏十二经脉、五脏六腑。多食令人神昏②，血气微。又，女子血崩及产后血不止，月信来多，可取东引细根一大握，洗之，以水一大升，煮，分再服，便断。亦止赤带下。又，椿俗名猪椿，疗小儿疳痢，可多煮汁后灌之。又，取白皮一握，仓粳米③五十粒，葱白一握，甘草三寸炙，豉两合，以水一升，煮取半升，顿服之。小儿以意服之。枝、叶与皮功用皆同。

【校注】

① 椿：政和本、柯大观本作"椿木叶"。

② 神昏：柯大观本作"神不清"。

③ 仓粳米：指陈仓粳米。可补中益气，坚筋骨，通血脉。

五五、樗①

主疳痢，杀蛔虫。又名臭椿②。若和猪肉、热面频食，则中满，盖壅经脉也。

【校注】

① 樗（chū 出）：臭椿。此条政和本、柯大观本皆在"椿木"条内，今单列。

② 椿：政和本作"楮"。

五六、郁李仁

气结者，酒服仁四十九粒，更泻，尤良。又，破癖气，能下四肢水。

五七、胡椒

治五脏风冷，冷气心腹痛，吐清水，酒服之佳。亦宜汤服。若冷气，吞三七枚。

五八、橡实①

主止痢，不宜多食。

【校注】

① 橡实：为壳斗科植物麻栎的果实。

五九、鼠李①

微寒，主腹胀满。其根有毒，煮浓汁含之，治䘌齿。并痔虫蚀人脊骨者，可煮浓汁灌之良。其肉，主胀满谷胀②，和面作饼子，空心食之，少时当泻。其煮根汁，亦空心服一盏，治脊骨疳③。

【校注】

① 鼠李：鼠李科植物鼠李的果实。又名牛李、皂李、乌巢子、牛筋子、楮李、乌槎子等。

② 谷胀：谷食不化。

③ 脊骨疳：疳积患者羸瘦，脊骨显露。

六〇、枳椇①

多食，发蛔虫。昔有南人，修舍②用此，误有一片落在酒瓮中，其酒化为水味。

【校注】

① 枳椇：鼠李科枳椇属植物，又名拐枣、鸡爪树、鸡脚爪、万字果、万寿果、桔扭子等。

② 舍：房屋；住宅。

六一、榧子①

平。多食一二升佳，不发病。令人能食，消谷，助筋骨，行荣②卫，明目，轻身。

治寸白虫③，日食七颗，七日满，其虫皆化为水。

榧子，平。上主治五种痔，去三虫，杀鬼毒恶疰。又，患寸白虫人，日食七颗，经七日满，其虫尽消作水，即差。按经：多

食三升二升佳，不发病。令人消食，助筋骨，安荣卫，补中，益气，明目，轻身④。【残】

【校注】

① 菲子：政和本、柯大观本作"樋实"，残卷本作"菲子"。 菲，通"樋"。

② 荣：通"营"。

③ 寸白虫：绦虫的别称。 因绦虫包孕虫卵的节片呈白色，长约一寸，故称。

④ 菲子……轻身：语出残卷本"菲子"条。

六二、麝香

作末服之，辟诸毒热，煞蛇毒，除惊怖恍惚。蛮人常食，似獐肉而腥气。蛮人云，食之不畏蛇毒故也。脐中有香，除百病，治一切恶气疰病。研了，以水服之。

六三、熊①

熊脂，微寒，甘滑。冬中凝白②时取之，作生，无以偕也③。脂入拔白发膏中，用极良。脂与猪脂相和，燃灯，烟入人目中，令失光明。缘熊脂烟损人眼光。

肉，平，味甘，无毒。主风痹、筋骨不仁。若腹中有积聚寒热者，食熊肉，永不除差。

其骨煮汤浴之，主历节风，亦主小儿客忤。

胆，寒。主时气盛热，痱蜃，小儿惊痫。十月勿食，伤神。小儿惊痫、瘈疭，熊胆两大豆④许，和乳汁及竹沥服，并得去心中涎，良。

【校注】

① 熊：政和本、柯大观本作"熊脂"。因内容涉及熊脂、肉、骨、胆，故名"熊"。

② 凝白：指熊脂。亦称熊白。一说指积雪时。指熊背部脂肪，冬天才有。

③ 作生，无以偕也：语义不明。一说"使用新鲜的，不是其他脂肪可比的。"可参。

④ 豆：古代盛肉或其他食品的器皿，形状像高脚盘。此指容量单位。

六四、白胶①

傅肿四边，中心留一孔子，其肿即头自开也。治咳嗽不差者，黄明胶炙令半焦，为末，每服一钱匕，人参末二钱匕，用薄豉汤一盏②八分，葱少许，入铫子③，煎一两沸后，倾入盏，遇咳嗽时，呷三五口后，依前温暖，却准前咳嗽时吃之也。又，止吐血、咯血，黄明胶一两，切作小片子，炙令黄，新绵一两，烧作灰，细研，每服一钱匕，新米饮调下，不计年岁深远并宜，食后卧时服。

【校注】

① 白胶：又名鹿角胶。与下文"黄明胶"当为同一物。

② 一盏：柯大观本作"一钱"。

③ 铫（diào 吊）子：煎药或烧水用的器具。

六五、羊乳

羊乳，治卒心痛，可温服之。

补肺①肾气，和小肠。亦主消渴，治虚劳，益精气。合脂作羹食，补肾虚。亦主女子与男子中风。蚰蜒入耳，以羊乳灌耳中，即成水。又，主小儿口中烂疮，取羖羊②生乳，含五六日差。

【校注】

① 肺：柯大观本作"肝"。

② 羖（gǔ 古）羊：山羊。

六六、牛乳

牛乳，寒，患热风人宜服之。

患冷气人，不宜服之。乌牛乳酪，寒，主热毒，止渴，除胸中热。

六七、酥①

寒，主胸中热，补五脏，利肠胃②。

寒，除胸中热，补五脏，利肠胃③。水牛酥功同。寒，与羊酪④同功。羊酥真者，胜牛酥。

【校注】

① 酥：酪类。由牛羊乳制成的食物。

② 寒……利肠胃：出自政和本引孟诜语。

③ 寒，除胸中热……利肠胃：出自政和本引《食疗》语。

④ 酪：用动物的乳汁炼制而成的食品。

六八、酪

寒，主热毒，止渴，除胃中热，患冷人勿食羊乳酪。

六九、醍醐①

平，主风邪，通润骨髓，性冷利。乃酥之本，精液也。

【校注】

① 醍醐：按古法经若干复杂工序而制得的一种质地黏厚的发酵乳脂。

七〇、乳腐①

微寒。润五脏，利大小便，益十二经脉。微动气。细切如豆，面拌，醋浆水煮二十余沸，治赤白痢。小儿患，服之弥佳。

【校注】

① 乳腐：又名乳饼，为牛乳等乳类的加工制成品。 此条为《嘉祐》新补药，见孟诜及萧炳。（意谓《嘉祐》糅合两家文字而成）

七一、马①

白②茎，益丈夫阴气。阴干者末，和苁③蓉，蜜丸，空心④酒下四十丸，日再，百日见效。

悬蹄，主惊痫。

赤马蹄，主辟温疟。

心⑤，患痫人，不得食。

肉有小毒。不与仓米同食，必卒得恶病⑥，十有九死。不与姜同食，生气嗽。其肉多著浸洗，方煮得烂熟，兼去血尽，始可煮炙⑦，肥者亦然。不尔，毒不出。

屎，患丁肿、中风、疼痛者，炒驴马粪，熨疮，满五十遍极效。男子患未可及，新差后，合阴阳，垂至死⑧，取白马粪五升，绞取汁，好器中盛，停一宿，一服三合，日夜二服。

溺⑨，恶刺疮取黑马尿，热渍，当愈，数数洗之。

白马黑头，食令人癫。白马自死，食之害人。肉，冷，有小毒，主肠中热，除下气，长筋骨。赤马蹄，辟温。又，食诸马肉，心闷，饮清酒即解，浊酒即加。又，刺疮，取黑驳⑩马尿热浸，当虫出。患杖疮，并打损疮，中风疼痛者，炒马驴湿粪，分取半，替换热熨之。冷则易之，满⑪五十遍⑫，极效。又，小儿患头疮，烧马骨，作灰，和醋傅。亦治身上疮。白秃疮以驳马不乏者尿，数数暖洗之，十遍差。又，白马脂五两，封疮上，稍稍封之，白秃者，发即生。又，马汗入人疮，毒气攻作脓，心懑欲绝者，烧粟擀⑬草，作灰，浓淋，作浓灰汁，热煮，蘸疮于灰汁中，须臾，白沫出尽，即差。白沫者是毒气也。此方岭南新有人曾得力。凡生马血入人肉中，多只三两日便肿，连心则死。有人剥马，被骨伤手指，血入肉中，一夜致死。又，臆膁⑭，次驴⑮膁也。蹄无夜眼⑯者勿食。又，黑脊而斑，不可食。患疮疥人切不得食，加增难差。赤马皮临产铺之，令产母坐上，催生。

【校注】

① 马：政和本、柯大观本作"白马茎"。

② 白：柯大观本作"白马"。

③ 苁：柯大观本作"从"，非。

④ 空心：柯大观本作"空腹"。

⑤ 心：原文无，内容在政和本引"臣禹锡等谨按孟诜云""心"条中，故据义补"心"字。

⑥ 病：政和本、柯大观本无，疑脱，据义补。

⑦ 煮炙：柯大观本作"煮食"。

⑧ 未可及，新差后，合阴阳，垂至死：《本草纲目·兽部第五十卷·马》"白马通"条作"治时行病，起合阴阳，垂死者"。可参。

⑨ 溺（niào 尿）：小便。

⑩ 驳：柯大观本作"駮"，为"驳"的异体字。

⑪ 满：柯大观本作"日"。

⑫ 遍：政和本作"过"。

⑬ 擀：柯大观本作"杆"。

⑭ 臆臁（luó 骡）：驴马腹肥。臁，"臁"的异体字，驴子腹下的肉。

⑮ 驴：柯大观本作"胪"。

⑯ 夜眼：附蝉。椭圆形，多数在前腿蹄上部内侧，呈灰白色。

七二、鹿①

鹿茸，主益气。不可以鼻嗅，其茸中有小白虫，视之不见，入人鼻必为虫颡②，药不及也。

角，错③为屑，白蜜五升淹之，微火熬令小变，暴④干，更捣筛服之，令人轻身益气，强骨髓，补绝伤。又，妇人梦与鬼交者，鹿角末三指一撮，和清酒服，即出鬼精。又，女子胞中余血不尽欲死者，以清酒和鹿角灰，服方寸匕，日三夜一，甚效。又，小儿以煮小豆汁和鹿角灰，安重舌⑤下，日三度。

鹿头肉主消渴，夜梦见物。又，蹄肉主脚膝疼痛。肉主补中益气力。又，生肉主中风口偏不正，以生椒同捣傅之，专看正⑥即速除之。九月已⑦后，正月已前，堪食之也。

谨按：肉，九月后正月前食之，则补虚羸瘦弱，利五脏调血脉。自外皆不食，发冷痛⑧。角，主痈疽疮肿，除恶血。若腰脊痛、折伤，多取鹿角，并截取尖，错为屑，以白蜜淹浸之，微火熬令小变色，曝干，捣筛令细，以酒服之，轻身益力，强骨髓，补阳道。角，烧飞为丹，服之至妙，但于瓷器中或瓦器中，寸截，用泥裹，大火烧之一日，如玉粉。亦可炙令黄，末，细罗，酒服之，益人。若欲作胶者，细破，寸截，以馈水⑨浸七日，令软，方煮也⑩。骨，温，主安胎，下气，杀鬼精，可用浸酒。凡是鹿白臆⑪者不可食。

鹿头主消渴，多梦，梦见物。蹄肉主脚膝骨髓中疼痛。生肉主中风口偏不正⑫。【医】

【校注】

① 鹿：政和本、柯大观本作"鹿茸"。

② 虫颡（sǎng 嗓）：额头为虫蚀，指脑内寄生虫。一说为鼻部疾病。颡，额。义同"锉"。

③ 错：磨。

④ 暴："曝"的古字。

⑤ 重舌：症见舌下血脉肿胀，状似舌下又生小舌，或红或紫，或连贯而生，状如莲花，饮食难下，言语不清，口流清涎，日久溃腐。

⑥ 专看正：疑为"转看正"。

⑦ 已：通"以"。下同。

⑧ 冷痛：柯大观本作"冷病"。

⑨ 馈（fēn 分）水：蒸饭水。

⑩ 若欲作胶者……方煮也：《本草纲目·兽部第五十一卷·鹿·白胶》引"诜曰：作胶法：细破寸截，以水馈浸七日，令软，方煮之。"可参。

⑪ 白臆：白胸。臆，胸。

⑫ 鹿头……口偏不正：语出《医心方·卷三十·五肉部第三》"鹿肉"条引孟诜语。

七三、牛①

黑牛髓，和地②黄汁，白蜜等分，作煎服，治瘦病。

屎③，乌牛粪为上。又，小儿夜啼，取干牛粪，如手大，安卧席下，勿令母知，子母俱吉。

牛者，稼穑之资④，不多屠杀。自死者，血脉已绝，骨髓已竭，不堪食。黄牛发药动病。黑牛尤不可食。黑牛尿及屎⑤，只入药。又，头、蹄，下热风，患冷人不可食。又⑥，肝，醋煮食之，治瘦。

肚，主消渴⑦、风眩，补五脏，以醋煮食之。肝治痢，肾主补肾，髓安五脏，平三焦，温中，久服增年，以酒送之。和地黄汁，白蜜作煎服之，治瘦病，恐是牛脂也。粪主霍乱，煮饮之。又，妇人无乳汁，取牛鼻作羹，空心食之，不过三两日，有汁下无限。若中年壮盛者，食之良。又，宰之尚不堪食，非论自死者，其牛肉取三斤，烂切，将唼解槽咬人恶马，只两唼后，颇甚驯良。若⑧

三五顿后，其马狞豚⑨不堪骑。十二月勿食，伤神。

【校注】

① 牛：政和本、柯大观本作"牛角鰓（sāi 塞）"。

② 地：柯大观本作"鹿"，误。

③ 屎：后面文字政和本、柯大观本皆列于"屎"细目下，故补此字。

④ 稼穑之资：农业生产的依据。稼穑，播种与收获，此指农业生产。资，凭借、依据。

⑤ 尿及屎：柯大观本作"屎及屎"，误。

⑥ 又：政和本作"其"。

⑦ 渴：政和本作"喝"，非。

⑧ 若：政和本作"苦"，疑非。

⑨ 狞豚（tún 屯）：凶猛肥硕。

七四、羊①

羊肉，温。主风眩、瘦病、小儿惊痫、丈夫五劳②七伤、脏气虚寒。河西③羊最佳，河东④羊亦好。纵驱至南方，筋力自劳损，安能补益人。肚，主补胃。小便数，以肥肚作羹，食三五度差。又云，羊肉，患天行及疟人食，令发热，困重⑤致死。

羊毛，醋煮裹脚，治转筋。角灰，主鬼气、下血。

角，主惊邪，明目，辟鬼安心，益气。烧角作灰，治鬼气，并漏下恶血。羊肉，妊娠人勿多食。头肉，平。主缓中，汗出虚劳，安心，止惊。宿⑥有冷病人勿多食。主热风眩、疫疾、小儿痫，兼补胃虚损及丈夫五劳骨热。热病后宜食羊头肉。

肚，主补胃病虚损，小便数，止虚汗。

肝，性冷，治肝风虚热，目赤暗痛。热病后失明者，以青羊肝或子肝⑦薄切水浸，傅之，极效。生子肝吞之尤妙。

主目失明，取羖羊肝一斤，去脂膜，薄切，以未著水新瓦盆一口，揩令净，铺肝于盆中，置于炭火上，煿⑧令脂汁尽。候极干，取决明子半升，蓼子一合，炒令香为末，和肝，杵之为末。以白蜜浆下方寸匕。食后服之，日三，加至三匕止，不过二剂，目极明。一年服之，妙，夜见文字并诸物。

其羖⑨羊即骨历羊⑩是也。常患眼痛，涩不能视物及看日光，并灯火光不得者，取熟羊头，眼睛中白珠子二枚，于细石上，和枣汁研之，取如小麻子大，安眼睛上仰卧，日二，夜二，不过三四度差。

羊心，补心肺。从三月至五月，其中有虫如马尾毛，长二三寸，已来⑪须割去之，不去，令人痫。

又，取皮，去毛，煮羹，补虚劳。煮作臛⑫，食之，去一切风，治脚中虚风。

羊骨，热，主治虚劳，患宿热人，勿食。

髓，酒服之，补血，主女人风血虚闷⑬。头中髓，发风，若和酒服则迷人心，便成中风也。

羊屎，黑人毛发，主箭镞不出。粪和雁膏傅，毛发落，三宿生。

白羊黑⑭头者勿食之，令人患肠痈。

一角羊不可食。六月勿食羊，伤神。

谨按：南方羊都不与盐，食之多在山中，吃野草，或食毒草。若北羊一二年间亦不可食，食必病生尔，为其来南地食毒草故也。若南地人食之，即不忧也。今将北羊于南地养，三年之后犹亦不中食，何况于南羊，能堪食乎？盖土地各然也⑮。

【校注】

① 羊：政和本、柯大观本皆作"羖羊角"。

② 五劳：五脏劳伤。

③ 河西：今甘肃一带。

④ 河东：今山西省境。

⑤ 困重：劳累到不能支持。

⑥ 宿：向来。

⑦ 子肝：羊肝上有小片者。 或指鲜嫩的肝。

⑧ 煿（bó 伯）：煎炒或烤干食物。

⑨ 羖：柯大观本作"牯"，非。

⑩ 骨历羊：即羖羯羊，阉割过的羊。 一说指多毛的羊；一说指勇悍的羊。

⑪ 已来：即以来。 意为"拿来"。

⑫ 臛：肉羹。

⑬ 风血虚闷：《本草纲目·兽部第五十卷·羊》"髓"条作"血虚风闷"，可参。

⑭ 黑：柯大观本作"羔"，非。

⑮ 角……土地各然也：此段文字出攻和本引《食疗》语，因内容过多，故据义
 分段。

七五、狗①

胆，去肠中脓水。又，白犬胆和通草、桂为丸服，令人隐形。
青犬尤妙。

犬肉，益阳事，补血脉，厚肠胃，实下焦，填精髓。不可炙
食，恐成消渴。但和五味煮，空腹食之。不与蒜同食，必顿②损

人。若去血，则力少，不益人。瘦者多是病，不堪食。

牡③狗阴茎，补髓。肉温，主五脏，补七伤五劳，填骨髓，大补益气力。空腹食之。黄色牡④者上，白黑色者次。女人妊娠勿食。又，上伏日⑤，采胆以酒调服之，明目，去眼中脓水。又，主恶疮痂痒，以胆汁傅之止。胆傅恶疮，能破血。有中伤因损者，热酒调半个，服，瘀血尽下。又，犬伤人，杵生杏仁封之差。比来⑥去血食之，却不益人也。肥者血亦香美，即何要去血？去血之后，都无效矣。犬自死舌不出者，食之，害人。九月勿食犬肉，伤神。

【校注】

① 狗：政和本、柯大观本作"牡狗阴茎"。

② 顿：立刻；马上。

③ 牡：雄性的鸟或兽。

④ 牡：柯大观本作"壮"。

⑤ 上伏日：指初伏。

⑥ 比来：从前；原来。

七六、羚羊①

羚羊，北人多食。南人食之，免为蛇虫所伤②。和五味子③，炒之，投酒中经宿，饮之，治筋骨急强中风。又，角，主中风、筋挛、附骨疼痛。生摩④和水，涂肿上及恶疮，良。又，卒热闷，屑作末，研和少蜜服，亦治热毒痢及血痢。

伤寒，热毒，下血，末服之即差。又疗疝气。

【校注】

① 羚羊：政和本、柯大观本作"羚羊角"。

② 北人……所伤：《本草纲目·兽部第五十一卷·麢羊》"羚羊角"条引孟诜语："北人恒食，南人食之，免蛇、虫伤。"可参。

③ 子：柯大观本无。

④ 摩：义同"磨"。

七七、犀角

此只是山犀牛，未曾见人得水犀，取其角。此两种者，功亦同也。其生角，寒，可烧成灰，治赤痢，研为末，和水服之。又，主卒中恶心痛，诸饮食中毒及药毒、热毒、筋骨中风、心风烦闷，皆差。又，以水磨取汁，与小儿服，治惊热。鼻上角，尤佳。肉，微温，味甘，无毒。主瘴气、百毒、蛊①痋、邪鬼，食之入山林，不迷失其路。除客热、头痛及五痔、诸血痢。若食过多，令人烦，即取麝香少许，和水服之，即散也。

【校注】

① 蛊：柯大观本作"虫"。

七八、虎①

肉，食之入山，虎见有畏，辟三十六种精魅②。又，眼睛，主疟病，辟恶，小儿热、惊悸。胆，主小儿疳痢，惊神不安，研水服之。骨，煮汤浴，去骨节风毒。膏，内下^③部，治五痔下血。

又，主腰膝急疼，煮作汤浴之。或和醋浸亦良。主筋骨风急痛，胫骨尤妙。又，小儿初生，取骨煎汤浴，其孩子长大无病。又，和通草煮汁，空腹服半升，覆盖卧少时，汗即出。治筋骨节急痛，切忌热食，损齿。小儿齿生未足，不可与食，恐齿不生。又，正月勿食虎肉。

【校注】

① 虎：政和本、柯大观本作"虎骨"。

② 精魅：妖精鬼怪。传统观点认为是致病因素之一，为鬼神之属。

③ 下：政和本作"不"，误。

七九、兔

肝，主明目，和决明子，作丸服之。又，主丹石人上冲，眼暗不见物，可生食之，一如服羊子肝法。

肉^①，八月止^②十一月可食。服丹石人相宜。大都损阳事，绝血脉。

兔头骨并同肉，味酸。谨按：八月至十月，其肉酒炙吃，与丹石人，甚相宜。注^③：以性冷故也。大都绝人血脉，损房事，令人痿黄。肉，不宜与^④姜、橘同食之，令人卒患心痛，不可治也。又，兔死而眼合者，食之杀人。二月食之伤神。又，兔与生姜同食，成霍乱。

八〇、狸①

骨②，主痔病，作羹臛食之，不与酒同食。其头，烧作灰，和酒服二钱匕，主痔。又，食野鸟肉中毒，烧③骨灰，服之差。炙骨和麝香、雄黄为丸服，治痔及瘘疮。粪烧灰，主鬼疟。

尸疰，腹痛，痔瘘，炙之令香末，酒服二钱，十服后见验。头骨最妙。治尸疰邪气，烧为灰，酒服二钱，亦主食野鸟④肉物中毒肿也，再服之即差。五月收者粪⑤，极神妙。正月勿食，伤神。

【校注】

① 狸：政和本、柯大观本作"狸骨"。

② 骨：谢本疑为"肉"之误，可参。

③ 烧：柯大观本作"狸"。

④ 鸟：政和本作"乌"，误。

⑤ 五月收者粪：《本草纲目·兽部第五十一卷·狸》："屎，五月收干。"可参。

八一、獐①

肉，亦同麋，酿酒。道家名为白脯②，惟獐鹿是也，余者不入。又其中往往得香，栗子大，不能全香，亦治恶病。其肉八月止十一月食之，胜羊肉。自十二月止七月食，动气也。又，若瘦恶者食，发痼疾也。

道家用供养星辰者，盖为不管十二属，不是腥腻也③。

————————

【校注】

① 獐：政和本、柯大观本作"獐骨"。

② 白脯：淡干肉。

③ 不是腥腻也：《本草纲目·兽部第五十一卷·獐》引孟诜语"不是腥腻，无禁忌也"。可参。

八二、豹①

肉，食之，令人志性粗，多时消即定。久食令人耐寒暑。脂，可合生发膏，朝涂暮生。头骨，烧灰淋汁，去白屑。

补益人。食之令人强筋骨，志性粗疏。食之即觉也，少时消即定。久食之，终令人意气粗豪。惟令筋健，能耐寒暑。正月食之伤神。

————————

【校注】

① 豹：政和本、柯大观本作"豹肉"。

八三、豚①

肾，主人肾虚，不可久食。

肚，主暴痢虚弱。

大②猪头，主补虚乏气力，去惊痫五痔，下丹石。又肠，主虚渴，小便数，补下焦虚竭。又云：东行母猪粪一升，宿浸，去滓，顿服，治毒黄热病。

肉，味苦，微寒。压丹石，疗热闭血脉。虚人，动风，不可久食，令人少子精，发宿痰③，主疗人肾虚。肉，发痰，若患疟疾人，切忌食，必再发。又云：江猪④，平。肉，酸，多食令人体重。今捕人作脯，多皆不识，但食，少有腥气。又，舌，和五味，煮取汁饮，能建⑤脾，补不足之气，令人能食。

【校注】

① 豚：猪。政和本、柯大观本作"豚卵"。

② 大：政和本作"犬"，疑误。

③ 痰〔chèn 衬〕：疾病。

④ 江猪：江豚的别名。

⑤ 建：通"健"。下同。

八四、麋①

麋肉，益气补中，治腰脚，不与雉②肉同食。谨按：肉多无功用，所食亦微补五脏不足气。多食令人弱房，发脚气。骨，除虚劳，至良。可煮骨作汁，酿酒饮之，令人肥白，美颜色。

其角，补虚劳，填髓。理③角法：可④五寸截之，中破，炙令黄香后，末，和酒，空腹服三钱匕。若卒心痛，一服立差。常服之令人赤白如花，益阳道。不知何因，与肉功不同尔。亦可煎作胶，与鹿角胶同功。

茸，甚胜鹿茸，仙方甚重。又，丈夫冷气⑤及风、筋骨疼痛，作粉长服。又，于浆水中研为泥涂面，令不皱，光华可爱。又，常俗人以皮作靴，熏脚气。

【校注】

① 麋：俗称"四不像"的动物。 政和本、柯大观本作"麋脂"。

② 雉：俗称"野鸡"。

③ 理：加工；处理。

④ 可：大约。

⑤ 冷气：脏腑之气与寒冷相搏所致的疾患。

八五、驴①

肉，主风狂忧愁不乐，能安心气。又，头焊②去毛，煮汁，以渍③曲酝酒，去大风。又，生脂和生椒，熟捣，绵裹，塞耳中，治积年耳聋。狂癫④不能语、不识人者，和酒服三升良。皮覆患疟人，良。又，和毛煎，令作胶，治一切风毒，骨节痛，呻吟不止者，消⑤和酒服良。又，骨煮作汤，浴渍⑥身，治历节风。又，煮头汁，令服三二升，治多年消渴，无不差者。又，脂和乌梅为丸，治多年疟，未发时服三十丸。又，头中一切风，以毛一斤，炒令黄，投一斗酒中，渍三日。空心细细饮，使醉，衣覆卧，取汗，明日更依前服。忌陈仓米、麦面等。

卒心痛，绞结连腰脐者，取驴乳三升，热服之差。

【校注】

① 驴：政和本、柯大观本作"驴屎"。

② 燖（xún 寻）：把已宰杀的猪或鸡等用热水烫后去掉毛。

③ 渍：浸泡。

④ 癫：柯大观本作"颠"。

⑤ 消：溶化。

⑥ 渍：冲洗。

八六、狐①

狐，补虚，煮炙，食之。又，主五脏邪气，患蛊毒寒热，宜多服之。

肉，温，有小毒。主疮疥，补虚损，及女子阴痒，绝产，小儿癀②，卵肿，煮炙，任食之，良。五脏邪气③，服之便差。空心服之佳。肠肚，微寒，患疮疥，久不差，作羹臛，食之。小儿惊痫及大人见鬼，亦作羹臛，食之良。其狐魅状候④，或叉⑤手有礼见人，或于静处独语，或裸形见人，或只揖无度，或多语，或紧合口，又手坐礼度过，常屎尿⑥乱放，此之谓也。如马疫，亦同，灌鼻中⑦，便差。头烧，辟邪。

【校注】

① 狐：政和本、柯大观本作"狐阴茎"。

② 癀：谢本据《别录》补"阴"字。可参。

③ 五脏邪气：谢本据《嘉祐》在前补"又，主"，可参。

④ 状候：情况；状态；……样子。

⑤ 又：政和本、柯大观本作"乂"。为"又"的俗字，下同。

⑥ 屎尿：柯大观本作"尿屎"。

⑦ 中：政和本作"宁"。

八七、獭①

獭肝，主痊②病相染。一门悉患者，以肝一具，火炙末，以水和方寸匕，服之，日再服。谨按，服之，下水胀，但热毒风虚胀，服之，即差。若是冷气虚胀，食益虚肿甚也。只治热，不治冷，不可一概尔。

患咳嗽者，烧为灰，酒服之③。肉，性寒，无毒，煮汁，治④时疫及牛马疫，皆煮汁，停冷，灌之。又，若患寒热毒，风水，虚胀，即取水獭一头，剥去皮，和五脏、骨、头、尾等，炙令干。杵末，水下方寸匕，日二服，十日差。

【校注】

① 獭：政和本、柯大观本作"獭肝"。

② 痊：指具有传染性和病程长的慢性病。

③ 患咳嗽者……酒服之：据义，其药用部位应指獭肝。

④ 治：柯大观本作"主治"。

八八、貒①

貒，主服丹石劳热。患赤白痢，多时不差者，可煮肉，经宿露中，明日②空腹，和酱食之。一顿即差。又，瘦人可和五味煮食，令人长脂肉，肥白。曾服丹石，可时时服之，丹石恶发热，服之妙。

肉，平，味酸。骨，主上气、咳嗽，炙末酒和，三合服之。日二，其嗽③必差。

【校注】

① 貒（tuān 湍）：猪貛。

② 明日：柯大观本作"明目"，非。

③ 嗽：政和本作"欶"，误。

八九、野猪①

野猪，主补肌肤，令人虚肥。胆中有黄，研如水服之，治痓病。其肉尚胜诸猪，雌者肉美。其冬月在林中，食橡子②，肉色赤，补五脏风气。其膏，炼令精细，以二③匙，和一盏酒服，日三服④，令妇人多乳。服十日，可供三四孩子。齿，作灰服，主蛇毒。胆，治恶热气。

三岁胆中有黄⑤，和水服之，主鬼痓，痫病。又，其⑥肉，主癫痫，补肌肤，令人虚肥。雌者肉美，肉色赤者，补人五脏，不发风虚气也。其肉胜家猪也。又，胆，治恶热毒，邪气，内不发病，减药力，与家猪不同。脂，主妇人无乳者，服之即乳下。本来无乳者，服之亦有。青蹄者，不可食。

【校注】

① 野猪：政和本、柯大观本作"野猪黄"。

② 橡子：栎树的果实。

③ 二：柯大观本作"一"。

④ 服：柯大观本无。

⑤ 黄：指胆囊中的结石。

⑥ 其：柯大观本作"主"，非。

九〇、貊①

貊皮②，主痔痢，腹中诸疮。煮汁饮之，或烧灰，和酒服之，其灰傅蟨齿疮。肉，酸，不可食，消人脂肉，损人神情。

寒，头骨烧灰，和酒灌解槽牛马，便驯良，即更附人也。

【校注】

① 貊：政和本、柯大观本作"貊皮"。

② 貊皮：原文无，据义为"貊皮"，补。

九一、鸡①

丹雄鸡②，主患白虎③，可铺饭于患处，使鸡食之，良。又，取热粪，封之取热，使伏于患人床下。其肝，入补肾方中，用冠血和天雄四分，桂心二分，太阳粉④四分，丸⑤服之，益阳气。

乌雄鸡，主心痛，除心腹恶气。又，虚弱人取一只，治如食法。五味汁和肉一器中，封口，重汤⑥中煮之，使骨肉相去⑦，即食之，甚补益。仍须空腹饱食之。肉须烂，生即反损。亦可五味腌，经宿炙食之，分作⑧两顿。又，刺在肉中不出者，取尾二七枚，烧作灰，以男子乳汁⑨和封疮，刺当出。又，目泪出不止者，以三年冠血，傅目睛上，日三度。

乌雌鸡⑩，产后血不止，以鸡子三枚，醋半升，好酒二升，煎取一升，分为四服，如人行三二里，微暖进之。又，新产妇可取一只，理如食法，和五味，炒熟香，即投二升酒中，封口，经宿取饮之，令人肥白。又，和乌油麻⑪二升，熬令黄香，末之入酒，酒尽极效。

黄雌鸡，主腹中水癖⑫水肿，以一只，理如食法，和赤小豆一升同煮，候豆烂，即出食之。其汁，日二夜一，每服四合。补丈夫阳气，治冷气。瘦着床者，渐渐食之良。又，先患骨热者，不可食。鸡子动风气，不可多食。又，光粉⑬诸石，为末，和饭与鸡食之，后取鸡食之⑭，甚补益。又，子⑮醋煮熟，空腹食之，治久赤白痢。又，人热毒发，可取三颗鸡子白，和蜜一合，服之差。

治大人及小儿发热，可取卵三颗，白蜜一合，相和，服之，立差。卵并不得和蒜食，令人短气。又，胞衣不出，生吞鸡子清一枚。治目赤痛，除心下⑯伏热，烦满，咳逆，动心气，不宜多食。

乌雌鸡，温，味酸，无毒。主除风寒，湿痹，治反胃、安胎，及腹痛，蹉折，骨疼，乳痈。月蚀疮绕耳根，以乌雌鸡胆汁，傅之，日三。以乌油麻一升，熬之令香，末，和酒，服之，即饱热能食。鸡具五色者，食之致狂。肉和鱼肉汁，食之，成心瘕。六指玄⑰鸡、白头家鸡及鸡死足爪不伸者，食并害人。鸡子和葱，食之，气短。鸡子白共鳖同食，损人。鸡子共獭肉同食，成遁尸注，药不能治。鸡兔同食，成泄痢。小儿五岁已⑱下，未断乳者，勿与鸡肉食。

【校注】

① 鸡：政和本、柯大观本作"丹雄鸡"。

② 丹雄鸡：此三字原文无，据义补。

③ 白虎：风寒湿邪侵袭关节，痛甚有如虎啮。《本草纲目·禽部第四十八卷·鸡》作"白虎风痛"。可参。

④ 太阳粉：炼丹家对硫黄用的隐名。一说指朱砂粉。

⑤ 丸：用作动词，做成药丸。

⑥ 重（zhòng 众）汤：谓隔水蒸煮。

⑦ 去：离。

⑧ 作：柯大观本作"为"。

⑨ 男子乳汁：义不明。一说指生男孩的母乳汁。

⑩ 乌雌鸡：原文无，据义补。

⑪ 乌油麻：黑芝麻。

⑫ 水癖：因水气结聚两胁而成癖病。

⑬ 光粉：铅粉。

⑭ 后取鸡食之：柯大观本脱。

⑮ 子：鸡蛋。柯大观本作"云"。

⑯ 心下：柯大观本作"心胸"。

⑰ 玄：黑。

⑱ 已：通"以"。

九二、鹅①

脂，可合面脂②。肉，性冷，不可多食。令人易霍乱，与服丹石人相宜，亦发痼疾。

卵，温。补五脏，亦补中益气。多③，发痼疾。

九三、鸭①

野鸭，主补中益气，消食。九月已后②，即中食。全胜家者，虽寒不动气，消十二种虫，平胃气，调中轻③身。又，身上诸小热疮多年不可④者，但多食之，即差。又云：白鸭肉，补虚，消毒热，利水道，及小儿热惊痫，头生疮肿。又，和葱豉，作汁饮之，去卒烦热。又，粪，主热毒毒痢。又，取和鸡子白，封热肿毒，上⑤消。又，黑鸭，滑中，发冷痢，下脚气，不可食之⑥。子，微寒，少食之，亦发气，令背膊闷。

项⑦中热血，解野葛毒，饮之差。卵，小儿食之，脚软不行，爱倒。盐淹食之，即宜人。屎，可拓⑧蚯蚓咬疮⑨。

寒，补中益气消食⑩。【医】

③ 轻：政和本作"经"，非。

④ 可：敦煌本作"愈"，可参。

⑤ 上：敦煌本作"立"，可参。

⑥ 不可食之：柯大观本作"不可多食"。

⑦ 项：泛指脖子。

⑧ 拓（tà 踏）：涂抹。

⑨ 咬疮：柯大观本作"吹疮"。

⑩ 寒，补中益气消食：语出《医心方·卷三十·五肉部第三》"鸭"条引孟诜语。

九四、鹧鸪

鹧鸪，能补五脏，益心力，聪明。此鸟出南方，不可与竹笋同食，令人小腹胀。自死者，不可食。一言此鸟天地之神，每月取一只，飨①至尊。所以自死者，不可食也。

―――――――――

【校注】

① 飨（xiǎng 想）：祭献。柯大观本作"享"。

九五、雁①

雁膏可合生发膏。仍治耳聋②。骨灰和泔洗头，长发。

―――――――――

【校注】

① 雁：政和本、柯大观本作"雁肪"。

② 仍治耳聋：敦煌本作"以绵裹塞耳，治耳聋者"。可参。

九六、雀①

其肉十月已后、正月已前食之，续五脏不足气，助阴道，益精髓，不可停息。粪和天雄、干姜，为丸，令阴强。脑涂冻疮。

卵白和天雄末、菟丝子末，为丸，空心酒下五丸。主男子阴痿不起，女子带下，便溺不利。除疝瘕，决②痈肿，续五脏气。

【校注】

① 雀：政和本、柯大观本作"雀卵"。

② 决：溃破。

九七、雉①

山鸡，主五脏气喘，不得息者，食之发五痔。和荞麦面食之，生肥虫。卵不与葱同食，生寸白虫。又，野鸡久食，令人瘦。又九月至十二月食之，稍有补。他②月即发五痔及诸疮疥。不与胡桃同食，菌子、木耳同食，发五痔，立下血。

不与胡桃同食，即令人发头风，如在船车内，兼发心痛。亦不与豉同食。自死、足爪不伸，食之杀人。

【校注】

① 雉：俗称野鸡。政和本、柯大观本作"雉肉"。《本草纲目·禽部第四十八卷·鹨雉》引孟诜语："发五痔，久食瘦人。和荞麦面食，生肥虫。同豉

食，害人。卵同葱食，生寸白虫。余并同雉。"另有："五脏气喘不得息者，作羹臛食。"并可参。

② 他：别的；其他的。政和本作"佗〔tuó 驮〕"。

九八、鸥

头烧灰，主头风目眩，以饮服之。肉，食之，治癫痫疾。

九九、鸲鹆^①

寒。主五痔止血。又，食法：腊日采之，五味炙之，治老嗽。或作羹食之，亦得。或捣为散，白蜜和丸，并得治上件^②病。取腊月腊日得者良，有效。非腊日得者，不堪用。

【校注】

① 鸲鹆（qúyù 渠玉）：俗称"八哥儿"。政和本、柯大观本作"鸲鹆肉"。

② 上件：上述。

一○○、白鸽^①

味咸。平。无毒。肉主解诸药毒，及人、马久患疥。

屎，主马疥一云犬疥。鸠类也，鸽、鸠类翔集屋间，人患疥，食之立愈。马患疥入鬃尾者，取屎，炒令黄，捣为末，和草饲之。

又云，鹁鸽^②，暖，无毒。调精益气，治恶疮疥并风瘙，解一切药毒。病者食之虽益人，缘恐食多减药力。白癜，病疬风，炒酒服。傅驴、马疥疮亦可。

【校注】

① 白鸽：政和本、柯大观本注为新补药，但未注"见于孟诜云"语，敦煌本引为"《证类本草》新补云"。 此条谢本收在"附余"，文字略有出入。《本草纲目》引为孟诜语。 参本书附录"白鸽肉"。

② 鹁鸽：一种可以家饲的鸽子。

一〇一、鹑①

补五脏，益中，续气，实筋骨，耐寒温，消结热。小豆和生姜煮食之，止泄痢。酥煎，偏令人下焦肥。与猪肉同食之，令人生小黑子。又不可和菌子食之，令人发痔。四月已前未堪食，是虾蟆化为也。

温。补五脏，益中，续气，实筋骨，耐寒暑，消结气。又云，不可共猪肉食之，令人多生疮。又云，患痢人，可和生姜煮食之②。【医】

四月以后及八月已前，鹑肉不可食之③。【医】

又云：鹑肉不可共猪肉食之④。【医】

【校注】

① 鹑：政和本、柯大观本为新补药，但未注"见于孟诜云"语，敦煌本在"白鸽"条前，引为"《证类本草》"。

② 温……煮食之：语出《医心方·卷三十·五肉部第三》"鹑"条引孟诜语。

③ 四月……不可食之：语出《医心方·卷二十九·月食禁第四》引孟诜《食经》
语。

④ 又云……食之：语出《医心方·卷二十九·合食禁第二十一》引孟诜《食经》
语。

一〇二、慈鸦①

主瘦病，咳嗽。骨蒸者，可和五味，淹炙食之良。其大鸦不中食，肉涩只能治病，不宜常食也。以目睛汁注眼中，则夜见神鬼。又，"神通目法"中亦要用此物。又，北帝②《摄鬼录》中，亦用慈鸦卵。

【校注】

① 慈鸦：慈乌，乌鸦的一种。 相传此鸟能反哺其母，故称。《本草纲目·禽部第
四十九卷·慈乌》："此鸟初生，母哺六十日，长则反哺六十日，可谓慈孝
矣。"

② 北帝：全称北方真武玄天上帝，其又有玄天、武大帝、北极大帝、开天大帝等
称，俗称上帝爷或帝爷公。 其为统理北方、统领所有水族（故又兼任水神）
的道教民间神祇，又称黑帝。 据说拥有消灾解困、治水御火及延年益寿等神
力。

一〇三、鸳鸯

其肉主瘘疮，以清酒，炙食之。食之，则令人美丽。又，主夫妇不和，作羹臛，私①与食之，即立相怜爱也。

【校注】

① 私：秘密地；暗地里。

一〇四、蜜①

微温。主心腹邪气，诸惊痫，补五脏不足气，益中，止痛，解毒。能除众病，和百药，养脾气，除心烦闷，不能饮食。治心肚痛，血刺腹痛及赤白痢，则生捣地黄汁，和蜜一大匙服，即下。

又，长服之，面如花色，仙方中甚贵此物。若觉热，四肢不和，即服蜜浆一碗，甚良。又，能止肠澼②，除口疮，明耳目，久服不饥。又，点目中热膜，家养白蜜为上，木蜜次之，崖蜜更次。

又，治癫，可取白蜜一斤，生姜二③斤，捣取汁。先秤铜铛④，令知斤两。即下蜜于铛中，消之。又，秤知斤两，下姜汁于蜜中，微火煎，令姜汁尽，秤蜜斤两在，即休，药已成矣。患三十年癫者，平旦服枣许大一丸，一日三服。酒饮，任下。忌生冷、醋、滑臭物。功用甚多，世人众知⑤，不能一一具之。

【校注】

① 蜜：政和本、柯大观本作"石蜜"，据义应指蜂蜜，与"十七二、石蜜（砂糖）"分开立条。

② 肠澼（pì 僻）：便泄脓血。柯大观本作"肠辟"。

③ 二：柯大观本作"三"。

④ 铜铛（chēng 称）：铜温器，似锅，三足。

⑤ 众知：政和本、柯大观本作"众委"，谢本注引《肘后方》"活人众矣"，可参。

一〇五、牡蛎

牡蛎，火上炙令沸，去壳，食之甚美，令人细^①肌肤，美颜色。又，药家比来^②取左顾^③者，若食之，即不拣左右也。可长服之。海族之中，惟此物最贵。北人不识，不能表^④其味尔。

火上令沸，去壳，食，甚美。令人细润肌肤，美颜色^⑤。
【医】

【校注】

① 细：谢本据《医心方》作"细润"。 可参。

② 比来：从前；原来。 政和本作"北来"，非。

③ 左顾：左转头，为牡蛎的省称，道家认为左顾者为雄。

④ 表：说明。

⑤ 火上令沸……美颜色：语出《医心方·卷三十·五肉部第三》"蛎"条引孟诜语。

一〇六、龟甲

温，味酸。主除温瘴气，风痹，身肿，蹉折。又骨，带入山林中，令人不迷路。其食之法，一如鳖法也。其中黑色者常唼蛇，不中食之。其壳亦不堪用。其甲能主女人漏下、赤白崩中，小儿囟不合，破症瘕、痎疟^①，疗五痔、阴蚀、湿痹^②，女子阴隐疮，及骨节中寒热。煮汁浴，渍之良。又，已前都用水中龟，不用唼蛇龟。五月五日取头，干末，服之，亦令人长远，入山不迷。又方：卜师③处钻了者④，涂酥炙，细罗酒下二钱，疗风疾。

_____

【校注】

① 痎(jiē 接)疟：疟疾的通称。 亦指经年不愈的老疟。

② 湿痹：政和本、柯大观本作"湿瘴"，非。

③ 卜师：也叫"贞人"。

④ 钻了者：应指已烧灼过的龟甲。

一○七、魁蛤①

寒。润五脏，治消渴，开关节。服丹石人食之，使人免有疮肿及热毒所生也。

_____

【校注】

① 魁蛤：蚶的别名，又名魁陆等。 此应指海蛤。

一○八、蠡鱼①

鳢鱼，下大小便，拥②塞气。又，作鲙③，与脚气风气人，食之效。又，以大者，洗去泥，开肚，以胡椒末半两，切大蒜三两颗，内鱼腹中缝合，并和小豆一升，煮之。临熟，下萝卜三五颗，如指大，切葱一握，煮熟，空腹服④之，并豆等强⑤饱，尽食之，至夜即泄气无限。三五日更一顿。下一切恶气。又，十二月作酱良也⑥。

【校注】

① 蠡鱼：鳢鱼。别名鲖鱼、黑鳢鱼、玄鳢、文鱼、黑鲤鱼、黑鱼、乌鱼、乌鳢等。

② 拥：柯大观本作"壅"。可参。

③ 鲙（kuài 快）：鱐鱼。亦作"快鱼"。

④ 服：柯大观本作"食"。

⑤ 强（qiǎng 抢）：硬要；迫使；尽力。

⑥ 也：柯大观本无。

一〇九、鮧鱼①

鲇与②鳠③，大约相似，主诸补益，无鳞有毒。勿多食，赤目赤须者，并杀人也。

【校注】

① 鮧鱼：别名为鳀、鲇、鳀鱼、鲶鱼等。

② 与：政和本作"鱼"，疑非。

③ 鳠（hù 护）：鱼名。硬骨鱼纲鲇形目鲿科(鮠科)鳠属。

一一〇、鲫鱼①

鲫鱼，平胃气，调②中，益五脏。和莼③作羹食，良。又，鲫鱼与鳊④其状颇同，味则有殊。鳊是节⑤化。鲫是稷米化之，其鱼肚上，尚有米色。宽大者，是鲫，背高肚狭小者，是鳊，其功不及鲫鱼。子，调中益肝气尔⑥。

食之，平胃气，调⑦中，益五脏。和莼⑧作羹良。作鲙食之，断⑨暴下痢。和蒜食之，有少热。和姜、酱食之，有少冷。又，夏月热痢可食之，多益。冬月中⑩则不治也。骨烧为灰，傅恶⑪疮上，三五度⑫差。谨按：其子调中，益肝气。凡鱼生子，皆粘在草上及土中。寒冬月，水过后，亦不腐坏。每到五月三伏时，雨中便化为鱼。食鲫鱼不得食沙糖，令人成疳虫。丹石热毒发者，取荄首和鲫鱼作羹，食一两顿即差。

作鲙食之⑬，断暴痢，其子，调中，益肝气。【医】

【校注】

① 鲫鱼：柯大观本在"鳝鱼"条后。

② 调：柯大观本作"和"。

③ 莼（chún 纯）：莼菜，又名水葵。

④ 鲫（jié 杰）：似鲫而小，且薄黑。

⑤ 节：敦煌本作"鲫"。《本草纲目·鳞部第四十四卷·鲫鱼·附录·鲫鱼》作"栉"。可参。

⑥ 尔：柯大观本无。

⑦ 调：柯大观本作"和"。

⑧ 和莼：柯大观本作"以菜"。

⑨ 断：柯大观本作"止"。

⑩ 中：柯大观本无。

⑪ 恶：政和本作"壓"。

⑫ 度：柯大观本作"次"。

⑬ 作鲙……益肝气：语出《医心方·卷三十·五肉部第三》"鲫鱼"条引孟诜语。

一一一、鳝鱼

鳝鱼，补五脏，逐十二风邪。患恶①气人，常②作臛，空腹饱食，便以衣盖卧，少顷，当汗出如白胶，汗从腰脚中出。候汗尽，暖五木汤浴③，须慎④风一日，更三五日一服，并治湿风。

【校注】

① 恶：柯大观本脱。

② 常：柯大观本作"当"。

③ 五木汤浴：用柳树枝、桃树枝、榆树枝、桑树枝、女贞树枝煮水泡脚，可通经络。 一说正月初一用檀香、沉香、鸡舌香、藿香、熏陆香煎汤沐浴，可延年益寿。

④ 慎：柯大观本作"忌"。

一一二、鲤鱼①

鲤鱼，白煮食之，疗水肿，脚满，下气。腹有宿瘕，不可食。又，修理②，可去脊上两筋及黑血，毒故也。又，天行病后，不可食，再发即死。其在沙石中者，毒多在脑中，不得食头。

胆，主③除目中赤及热毒痛，点之良。肉，白煮食之，疗水肿，脚满，下气。腹中有宿瘕，不可食，害人。久服天门冬人亦不可食。刺在肉中、中风、水肿痛者，烧鲤鱼眼睛，作灰，内疮中，汁出即可。谨按：鱼血，主小儿丹毒，涂之即差。鱼鳞，烧，烟绝，研，酒下方寸匕④，破产妇滞血。脂主诸痫，食之良。肠主小儿腹中疮。鲤鱼鲊⑤不得和豆藿叶食之，成瘦。其鱼子不得合猪肝食之。凡修理，可去脊上两筋及黑血，毒故也。炙鲤鱼，切忌烟，不得令熏着眼，损人眼光，三两日内必见验也。又，天行病后不可食，再发即死。其在砂石中者，有毒，多在脑中，不得食头。

天行病后不可食，再发即死。又，砂石中者毒多在脑髓中，不可食其头，又，每食应断去脊上两筋及脊内黑血，此是毒故也⑥。【医】

【校注】

① 鲤鱼：政和本、柯大观本作"鲤鱼胆"。

② 修理：烹调、整治饮食。

③ 主：政和本作"生"。 疑非。

④ 匕：政和本、柯大观本皆脱。

⑤ 鲊（zhǎ 眨）：用盐等调料腌渍鱼，使之不坏。

⑥ 天行病后……此是毒故也：语出《医心方·卷三十·五肉部第三》"鲤鱼"条引孟诜语。

一一三、时鱼①

平。补虚劳，稍发疥②痫③。

【校注】

① 时鱼：指鲥鱼。 此条与后七条出自政和本、柯大观本卷二十"八种食疗余"（唐慎微将其他书中掌禹锡未收入的药物称为"某某余"。 此即唐慎微收入的

"食疗"之文）。

② 疳：营养障碍性慢性疾病。

③ 瘤：经久难愈之病。

一一四、黄赖鱼①

一名鉠鮠②。醒酒。亦无鳞，不益人也。

―――――

【校注】

① 黄赖鱼：出自政和本、柯大观本卷二十"八种食疗余"。

② 鉠鮠（yāngyà 央亚）：鲿科黄颡鱼。

一一五、比目鱼①

平。补虚，益气力。多食稍动气。

―――――

【校注】

① 比目鱼：出自政和本、柯大观本卷二十"八种食疗余"。

一一六、鲚鱼①

发疥，不可多食。

【校注】

① 鲚（jì 计）鱼：出自政和本、柯大观本卷二十"八种食疗余"。

一一七、鯸鮧鱼①

有毒，不可食之。其肝毒煞②人。缘腹中无胆，头中无鳃，故知害人。若中此毒及鲈鱼毒者，便锉芦根，煮汁饮，解之。又此鱼行水之次③，或自触着物，即自怒气胀，浮于水上，为鸦雏④所食。

【校注】

① 鯸鮧鱼：河豚鱼的别名。 出自政和本、柯大观本卷二十"八种食疗余"。

② 煞：义同"杀"。 柯大观本作"杀"。

③ 次：……处。

④ 鸦雏：幼小的鸦鸟。

一一八、鯮鱼①

平。补五脏，益筋骨，和脾胃。多食宜人，作鲊尤佳。曝干，甚香美。不毒，亦不发病。

【校注】

① 鯮鱼：又称尖头鳡、剑鳡，俗名马头鯮。 出自政和本、柯大观本卷二十"八

种食疗余"。本条内容与"鲈鱼"条内容相近。

一一九、黄鱼①

平。有毒。发诸气病，不可多食。亦发疮疥，动风。不宜和荞麦同食，令人失音也。

【校注】

① 黄鱼：出自政和本、柯大观本卷二十"八种食疗余"。

一二〇、鲂鱼①

调胃气，利五脏。和芥子酱食之，助肺气，去胃家风。消谷不化者，作鲙食，助脾气，令人能食。患痔痢者，不得食。作羹臛，食宜人。其功与鲫鱼同。

【校注】

① 鲂鱼：出自政和本、柯大观本卷二十"八种食疗余"。

一二一、鲟鱼①

有毒。主血淋，可煮汁饮②之。其味虽美，而发诸药毒。鲊，世人虽重，尤不益人。服丹石人，不可食。令人少气，发一切疮疥，动风气。不与干笋同食，发瘫痪③风。小儿不与食，结癥瘕及嗽。大人久食，令人卒心痛，并使人卒患腰痛。

【校注】

① 鲟鱼：此条政和本、柯大观本收在"二十三种陈藏器余"内。

② 饮：柯大观本作"食"。

③ 瘫痪：政和本作"瘫缓"。

一二二、猬^①

猬，食之肥下焦，理胃气。其脂，可煮五金八石^②。皮烧灰，酒服，治胃逆。又，煮汁服，止反胃。又，可五味淹炙食之，不得食骨，令人瘦小。

猬肉可食。以五味汁淹，炙食之良。不得食其骨也。其骨能瘦人，使人缩小也。谨按：主下焦弱，理胃气，令人能食。

其皮可烧灰，和酒服。及炙令黄，煮汁饮之，主胃逆。细锉，炒令黑，入丸中，治肠风，鼠奶痔^③效。脂^④主肠风痔瘘。可煮五金八石，与桔梗、麦门冬反恶。又有一种，村人谓之豪猪^⑤，取其肚，烧干，和肚屎，用之。捣末，细罗。每朝^⑥空心温酒调二钱匕。有患水病鼓胀者，服此豪^⑦猪肚一个便消，差。此猪多食苦参，不理冷胀，只理热风^⑧水胀。形状样似猬鼠。

【校注】

① 猬：政和本、柯大观本作"猬皮"。

② 五金八石：古代冶炼外丹的原材料，即金、银、铜、铁、锡、朱砂、雄黄、云母、空青、硫黄、戎盐、硝石、雌黄。

③ 鼠奶痔：指肛门内所生的赘生物。

④ 脂：据义补。 谢本据《嘉祐》补"其脂"。 可参。

⑤ 豪猪：参看本书附录"豪猪"条。 文字略有出入。

⑥ 朝（zhāo 招）：日；天。

⑦ 豪：柯大观本无。

⑧ 热风：柯大观本作"热气"。

一二三、鳖①

鳖，主妇人漏下羸瘦。中春食之②，美，夏月有少腥气。其甲，岳州昌江③者，为上。赤足不可食，杀人。

【校注】

① 鳖：柯大观本作"鳖甲"。

② 主妇人漏下羸瘦。 中春食之：《本草纲目·介部第四十五卷·鳖》引孟诜语："妇人漏下五色，羸瘦，宜常食之。" 可参。

③ 岳州昌江：今湖南省岳阳市平江县。

一二四、蟹

蟹，主散诸热，治胃气，理经脉，消食。八月输芒①后食，好。未输时，为长未成，就醋食之。利肢节，去五脏中烦闷②气。其物虽形状恶，食甚宜人。

蟹，足斑，目赤，不可食，杀人。又，堪治胃气，消食。又，八月前，每个蟹腹内，有稻谷一颗，用输海神。待输芒后，过八月，方食，即好，经霜更美。未经霜时，有毒。又，盐淹之，作蝑③，有气味。和酢④，食之，利肢节，去五脏中烦闷气。其物虽恶形容，食之甚益人。爪能安胎。

蟹，脚中髓及脑，能续断筋骨。人取蟹脑髓，微熬之，令内疮中，筋即连续⑤。【医】

【校注】

① 输芒：传说蟹于八月稻熟时，腹中有一稻芒，献于海神，未输时不可食。此也是螃蟹最肥美的季节。输，送、捐献。

② 闷：柯大观本作“热”。

③ 蝑：指以盐所藏之蟹，即蟹酱。

④ 酢（cù 促）：同“醋”。

⑤ 蟹……筋即连续：语出《医心方·卷三十·五肉部第三》“蟹”条引孟诜语。“髓及脑”原文为“髓及及脑”，其中一“及”字为衍字。

一二五、乌贼①

乌贼骨，主目中一切浮翳。细研，和蜜，点之。又，骨末，治眼中热泪。

骨，主小儿大人下痢，炙令黄，去皮，细研成粉，粥中调服之良。其骨能销②目中一切③浮翳。细研，和蜜，点之妙。又，点马眼热泪，甚良。久食之，主绝嗣无子，益精。其鱼腹中有墨一片，堪用书字。

食之，少有益髓④。【医】

【校注】

① 乌贼：政和本作"乌贼鱼"，柯大观本作"乌贼鱼骨"。

② 销：通"消"。柯大观本作"消"。

③ 目中一切：柯大观本作"一切目中"。

④ 食之，少有益髓：语出《医心方·卷三十·五肉部第三》"乌贼"条引孟诜语。少，稍微。

一二六、鳗鱼①

杀诸虫毒，干末，空腹食之，三五度差。又，熏下部痔，虫尽死。患诸疮瘘及疬疡风，长食之，甚验。腰肾间湿风痹，常如水洗者，可取五味米煮②，空腹食之，甚补益。湿脚气人，服之良。又，诸草石药毒食之，诸毒不能为害。五色者其功最胜。兼女人带下百病，一切风。五色者，出歙州③，头似蝮蛇，背有五色文④者是也。

煞⑤虫⑥毒，干烧炙之，令香，食之，三五度即差，长服尤良。又，压诸草石药毒，不能损伤人。又，五色者，其功最胜也。又，疗妇人带下百病，一切风瘙如虫行。其江海中难得，五色者出歙州溪泽潭中，头似蝮蛇，背有五色文者是也。又，烧之熏毡中，断蛀虫。置其骨于箱衣中，断白鱼⑦诸虫咬衣服。又，烧之熏舍屋，免竹木生蛀蚪⑧。

【校注】

① 鳗鱼：又名白鳝、白鳗、河鳗、鳗鲡、青鳝、风鳗、日本鳗等。政和本、柯

大观本作"鳗鲡鱼"。

② 可取五味米煮：柯大观本作"可取和五味米煮"。 另，《本草纲目·鳞部第四十四卷·鳗鲡鱼》引孟诜语："……腰肾间湿风痹，常如水洗，以五味煮食，甚补益……"可参。

③ 歙（shè 社）州：今安徽南部屯溪、歙县一带。

④ 文："纹"的古字。 花纹；图纹。

⑤ 煞：柯大观本作"杀"。

⑥ 虫：柯大观本作"蛊"。

⑦ 白鱼：衣服、书籍中的一种蛀虫，又称蠹鱼、衣鱼等。

⑧ 蚛（zhòng 众）：虫咬。

一二七、鮀鱼①

鼍②，疗惊恐及小腹气疼。
膏，摩风及恶疮③。

——————————

【校注】

① 鮀（tuó 驼）鱼：此似指扬子鳄。 政和本、柯大观本作"鮀鱼甲"。

② 鼍（tuó 驼）：扬子鳄。 又名鮀鱼、土龙、鼍龙、猪婆龙等。

③ 膏……恶疮：语出政和本"鮀鱼"条陈藏器引张鼎语。

一二八、鲛鱼①

平，补五脏。作鲙食之，亚于鲫鱼。作鲊鯖②食之，并同。又，如有大③患喉闭，取胆汁和白矾灰，丸之，如豆颗，绵裹，内喉中良久，吐恶涎沫，即喉咙开。腊月取之。

【校注】

① 鲛鱼：政和本、柯大观本作"鲛鱼皮"。

② 鲊鱐（sù 素）：腌鱼与干鱼。

③ 大：疑为"人"之误。

一二九、白鱼①

白鱼，主肝家不足气，不堪多食，泥②人心。虽不发病，终养蟹，所食新者好。久食，令人心腹诸病。可煮炙，于葱、醋中一两沸食，犹少调五脏气，理经脉。

和豉，作羹，一两顿而已③。新鲜者，好食。若经宿者，不堪食，令人腹冷生诸疾。或淹或糟④藏，犹可食。又，可炙了，于葱醋中，重煮食之。调五脏，助脾气，能消食。理十二经络，舒展不相及⑤气。时人好作饼，炙食之。犹少动气，久亦不损人也。

【校注】

① 白鱼：属鲤科鱼类，俗称大白鱼、翘嘴白鱼等。

② 泥：阻塞；阻滞。

③ 已：政和本作"巳"，非。

④ 糟：以酒或酒糟渍物，以便保存。

⑤ 相及：相关联，相牵涉。

一三〇、鳜鱼

平。补劳，益脾胃。稍有毒。

一三一、青鱼

主脚气烦闷。又，和韭白煮食之，治脚气，脚弱、烦闷，益心力也。又，头中有枕①，取之蒸，令气通，曝干，状如琥珀。此物疗卒心痛，平水气。以水研，服之良。又，胆、眼睛，益人眼，取汁注目中，主目暗。亦涂热疮良。

【校注】

① 枕：似应指枕骨。

一三二、石首鱼①

作干鲞②，消宿食，主中恶，不堪鲜食。

【校注】

① 石首鱼：又名石头鱼、江鱼、黄花鱼。

② 鲞（xiǎng 想）：剖开晾干的鱼。

一三三、嘉鱼

微温，常于崖石下孔中，吃乳石沫，甚补益。微有毒。其味甚珍美也。

一三四、鲈鱼①

平。补五脏，益筋骨，和肠胃，治水气。多食宜人。作鲊犹良。又，暴干，甚香美。虽有小毒，不至发病。一云：多食发痃癖②及疮肿，不可与乳酪同食③。

平。主安胎补中。作鲙尤佳④。

【校注】

① 鲈鱼：政和本、柯大观本在"鲈鱼""鲎"条下注："以上二种新补，见孟诜、日华子。"意谓此为《嘉祐》新补药，糅合孟诜、日华子两家文字。

② 痃癖：脐腹偏侧或胁肋部时有筋脉攻撑急痛的病症。因气血不和，经络阻滞，食积寒凝所致。

③ 平……同食：政和本、柯大观本为《嘉祐》新补药，见孟诜、日华子。

④ 平。主安胎……尤佳：语出政和本引《食疗》语。

一三五、鲎①

平。微毒。治痔杀虫。多食发嗽并疮癣。壳，入香，发众香气。尾，烧焦，治肠风，泻血，并崩中，带下，及产后痢。脂，烧，集鼠。

【校注】

① 鲎（hòu 后）：最古老的甲壳动物，俗称鸳鸯鱼、马蹄蟹等。为《嘉祐》新补药，见孟诜、日华子。孟诜《食疗本草》首载此药，《嘉祐》收为正品。

一三六、鼋①

膏涂铁，摩之便明。膏摩风及恶疮。子如鸡卵，正圆，煮之白不凝②。

微温，主五脏邪气，煞③百虫蛊毒，消百药毒，续人筋。又，膏涂铁，摩之便明。淮南④术方中有用处⑤。

————————

【校注】

① 鼋（yuán 元）：大鳖。语出政和本二十一卷"二十一种陈藏器余"。政和本、柯大观本把"鮀鱼""鼋"分条单列。从之。

② 膏涂铁……白不凝：此为陈藏器引张鼎语。此句后有"今时人谓藏卵为鼋子，似此非为木石机也。至难死，剔其肉尽，头犹咬物，可以张鸢鸟"，疑为陈藏器语，故不收。柯大观本作："膏涂，摩之便明（未试），……白不凝"。

③ 煞：柯大观本作"杀"。

④ 淮南：汉代淮南王刘安。此似指《淮南子》一书。

⑤ 微温……用处：语出政和本二十一卷"二十一种陈藏器余"中"鼋"条引《食疗》语。

一三七、牡鼠①

牡鼠，主小儿痫疾，腹大贪食者，可以黄泥裹，烧之细拣，去骨取肉，和五味汁，作羹，与食之。勿令食著骨，甚瘦人。又，取腊月新死者一枚，油一大升，煎之使烂，绞去滓，重煎成膏。涂冻疮及折破疮。

一三八、蚌蛤①

蚌，大寒。主大热，解酒毒，止渴，去眼赤，动冷热气。

【校注】

① 蚌蛤（bànggé 棒隔）：长者通曰蚌，圆者通曰蛤。

一三九、车螯①

车螯，蝤蛑②类，并不可多食之。

【校注】

① 车螯：别名为蜃、昌娥。

② 蝤蛑（qiúmáo 求毛）：蝤蛑，学名青蟹。

一四○、蚶①

温。主心腹冷气，腰脊冷风。利五脏，建胃，令人能食。每食了，以饭压之。不尔，令人口干。又云，温中。消食。起阳②时③最重。出海中，壳如瓦屋。又云，蚶主心腹、腰肾冷风，可火上暖之，令沸。空腹食十数个，以饮④压之大妙⑤。又云，无毒。益血色。壳，烧以米醋三度淬⑥后，埋令坏，醋膏丸⑦，治一切血气、冷气、症癖⑧。

【校注】

① 蚶（hān 憨）：指魁蛤，俗称瓦垄子、瓦楞子等。 此条为《嘉祐》新补药，见陈藏器、萧炳、孟诜、日华子。

② 起阳：似指壮阳。 一说指日出。

③ 时：柯大观本作"味"。

④ 饮：据义当为"饭"之误。

⑤ 又云，蚶……大妙：政和本脱，据柯大观本补。

⑥ 淬（cuì 脆）：浸。

⑦ 醋膏丸：用醋制成膏丸。

⑧ 症癖（zhēngpǐ 征匹）：腹中积聚而成的痞块。

一四一、蛏①

味甘，温，无毒。补虚，主冷利。煮食之，主妇人产后虚损。生海泥中，长二三寸，大如指，两头开。主胸中邪热、烦闷气，与服丹石人相宜。天行病后不可食，切忌之。又云，蛏，寒。主胸中烦闷邪气，止渴。须在饭食后，食之佳②。

【校注】

① 蛏（chēng 撑）：为《嘉祐》新补药，见陈藏器、萧炳、孟诜。

② 又云……食之佳：政和本脱。

一四二、淡菜①

温。补五脏，理腰脚气，益阳事，能消食，除腹中冷气，消痃癖气。亦可烧，令汁沸出食之。多食令头闷目暗，可微利即止。北人多不识，虽形状不典②，而甚益人。

又云：温，无毒。补虚劳损，产后血结，腹内冷痛。治症癖，腰痛，润毛发。崩中带下，烧一顿令饱大效。又名壳菜，常时频烧食即苦，不宜人。与少米先煮，熟后，除肉内两边锁及毛了，再入萝卜或紫苏或冬瓜皮同煮，即更妙。

【校注】

① 淡菜：为《嘉祐》新补药，见孟诜、日华子。

② 典：标准；规则。

一四三、虾①

无须及煮色白者，不可食。谨按②：小者生水田及沟渠中，有小毒。小儿患赤白游肿，捣碎傅之。鲊内者甚有毒尔③。

平。动风发疮疥④。

【校注】

① 虾：此条部分内容为《嘉祐》新补药，见孟诜。

② 谨按：谢本谓下文当为张鼎之文。可参。

③ 无须及……甚有毒尔：为《嘉祐》新补药，见孟诜。

④ 平……发疮疥：语出唐慎微引《食疗》语。《本草纲目·鳞部第四十四卷·虾》："鼎曰：动风发疮疥，冷积。"引为张鼎语，可参。

一四四、蚺蛇①

蚺蛇膏，主皮肉间毒气。肉作脍②食之良③，除痔瘘。小儿脑热，水渍注鼻中。齿根宣露，和麝香末傅之。其胆难识，多将诸胆代之。可细切于水中，走④者真也。又，猪及大虫⑤胆亦走，迟于此胆。

胆，主蜃疮瘘，目肿痛疳蜃。肉，主温疫气。可作脍食之。如无此疾及四月勿食之。膏，主皮肤间毒气。小儿疳痢，以胆灌鼻中及下部。

【校注】

① 蚺蛇：政和本、柯大观本作"蚺蛇胆"。

② 脍：柯大观本作"脍"。

③ 良：政和本无，据义从柯大观本。

④ 走：跑。

⑤ 大虫：指老虎。

一四五、蛇蜕皮①

蛇蜕皮，主去邪，明目，治小儿一百二十种惊痫、寒热、肠痔、蛊毒、诸蜃恶疮，安胎。熬用之。

【校注】

① 蛇蜕皮：政和本、柯大观本作"蛇蜕"。

一四六、蝮蛇①

主②诸䘌。肉疗癞，诸瘘。下结气，除蛊毒。如无此疾者，即不假③食也。

【校注】

① 蝮蛇：政和本、柯大观本作"蝮蛇胆"。

② 主：谢本考《名医别录》，在"主"前补"胆"字，可参。

③ 假：给予。

一四七、田螺①

大寒。汁饮，疗热、醒酒、压丹石。不可常食。

【校注】

① 田螺：政和本、柯大观本作"田中螺汁"。

一四八、海月①

平，主消痰，辟邪鬼毒。以生椒酱调和，食之良。能消诸食，使人易饥。又，其物是水沫化之，煮时犹是水。入腹中之后，便令人不小便，故知益人也。又，有食之人亦不见所损，此看之，将是有益耳。亦名以下鱼。

【校注】

① 海月：别名镜鱼、以下鱼、海镜、膏叶盘、蛎镜、石镜、窗贝等。中国古代建筑曾用海月贝壳镶嵌在屋顶或门窗上，可以透光，故称"窗贝"或"明瓦"。此条出自"三十六种陈藏器余"引《食疗》语。

一四九、藕①

藕，生食之，主霍乱后虚渴、烦闷、不能食。其产后忌生冷物，惟藕不同生冷，为能②破血故也。又，蒸食，甚补五脏，实下膲③，与蜜同食，令人腹脏肥，不生诸虫。亦可休④粮，仙家有贮石莲子及干藕经千年者，食之至妙矣⑤。

藕，寒。上主补中焦，养神，益气力，除百病。久服轻身耐寒，不饥延年。生食，则主治霍乱后虚渴、烦闷、不能食。长服生肌肉，令人心喜悦。

案经：神仙家重之，功不可说。其子能益气，即神仙之食不可具说。凡产后诸忌，生冷物不食，唯藕不同生类也，为能散血之故。但美即而已，可以代粮。蒸食，甚补益下焦，令肠胃肥厚，益气力。与蜜食相宜，令腹中不生虫。仙家有贮石莲子及干藕经千年者，食之不饥，轻身能飞，至妙。世人何可得之。凡男子食，须蒸熟服之，生吃损血⑥。【残】

【校注】

① 藕：政和本、柯大观本作"藕实茎"，内有"藕"及"莲子"。残卷本"藕"及"莲子"分列，"藕"在前。此亦分列成条。

② 能：柯大观本无。

③ 膲：当为"焦"的借字。下同。

④ 休：残卷本作"代"。

⑤ 藕……至妙矣：语出政和本"藕"条掌禹锡引孟诜语。

⑥ 藕，寒……生吃损血：语出残卷本"藕"条。"凡男子食……生吃损血"残卷本为双行小字。

一五〇、莲子

莲子，性寒。主五脏①不足，伤中气绝，利益②十二③经脉血气。生食微动气，蒸食之良。又，熟去心为末，蜡蜜和丸，日服④三十丸，令人不饥。此方仙家用尔。又，雁腹中者，空腹食十枚，身轻，能登高涉远。雁食，粪⑤于田野中，经年尚生，又，或于山岩之中止息，不逢阴雨，经久不坏。又，诸鸟、猿猴不食，藏之石室内，有得三百余年者，逢此食，永不老矣。其房⑥、荷叶皆破血⑦。

莲子，寒。上主治五脏不足，伤中气绝。利益十二经脉廿五络血气。生吃动气，蒸熟为上。又方：去心曝干为末，着蜡及蜜等分为丸服，令不肥。学仙人最为胜。若雁腹中⑧者，空腹服之七枚，身轻，能登高陟远。采其雁食之⑨，或粪于野田中，经年犹生。又，或于山岩石下息，粪中者，不逢阴雨，数年不坏。又，诸飞鸟及猿猴藏之于石室之内，其猿鸟死后，经数百年者，取得之服⑩，永世不老也。其子房及叶皆破血。又，根停久者即有紫色，叶亦有褐色，多采食之，令人能变黑如瑿⑪。【残】

莲子寒。主五脏不足。利益十二经脉廿五络⑫。【医】

【校注】

① 脏：柯大观本无。

② 利益：有益。柯大观本作"益"。

③ 二：柯大观本作"三"，误。

④ 服：柯大观本无。

⑤ 粪：名词作动词，排便。

⑥ 房：指莲蓬，莲的成熟花托。

⑦ 莲子……皆破血：语出"藕"条孟诜云。

⑧ 中：残卷本衍一"中"字，删去。

⑨ 采其雁食之：残卷本脱"食"，据义补。

⑩ 之服：敦煌本作"服之"，可参。

⑪ 莲子，寒……变黑如瑿：语出残卷本"莲子"条。瑿（yī 衣），黑玉。

⑫ 莲子寒……廿五络：语出《医心方·卷三十·五果部第二》"藕实"条。络，原作"胳"，误，径改。

一五一、橘①

橘②，止泄痢。食之下食，开胸膈痰实结气，下气不如③皮，穰不可多食，止气。性虽温，止渴。又，干皮一斤捣为末，蜜为丸。每食前，酒下三十丸，治下焦冷气。又，取陈皮一斤，和杏仁五两，去皮尖熬，加少蜜为丸。每日食前，饮下三十丸，下腹脏间虚冷气，脚气冲心，心下结硬，悉主之。

皮，主胸中瘕气热逆。又云：下气不如皮也。性虽温，甚能止渴④。【医】

【校注】

① 橘：政和本、柯大观本"橘""柚"同条，但无"柚"的内容。

② 橘：此字后面谢本据义补"温""穰"二字，可参。

③ 如：柯大观本作"加"。

④ 皮……甚能止渴：语出《医心方·卷三十·五果部第二》"橘"条引孟诜语。

一五二、柚①

柚，味酸。不能食，可以起盘②。【医】

【校注】

① 柚：此条语出《医心方·卷三十·五果部第二》"柚"条引孟诜语。

② 盘：旁注有"正文盘，瘕欤？"五字，"盘"的繁体字为"盤"，据义，"盤"疑为"瘕"之误。敦煌本作"病"。可参。

一五三、大枣

干枣，温。主补津液，强志。三年陈者核中仁，主恶气，卒疰忤①。又，疗耳聋鼻塞，不闻音声香臭者，取大枣十五枚，去皮核，蓖麻子三百颗去皮。二味和捣，绵裹，塞耳鼻。日一度易，三十余日，闻声及香臭。先治耳，后治鼻，不可并塞之。又方：巴豆十粒，去壳生用，松脂同捣，绵裹，塞耳②。又云：洗心腹邪气，和百药毒，通九窍，补不足气。生者食之过多，令人腹胀。蒸煮食，补肠胃，肥中，益气。第一青州③，次蒲州④者好，诸处不堪入药。小儿患秋痢，与虫枣食良。

枣和桂心、白瓜仁、松树皮，为丸，久服，香身，并衣亦香。

干枣，养脾气，强志⑤。【医】

生枣，食之过多，令人腹胀。蒸煮食之，补肠胃，肥中益气⑥。【医】

【校注】

① 疰忤：犹中恶。

② 又方……塞耳：此方中无大枣，谢本疑有脱漏，可参。

③ 青州：古"九州"之一，今山东省潍坊市一带。

④ 蒲州：治今山西省永济市西蒲州。

⑤ 干枣……强志：语出《医心方·卷三十·五果部第二》"干枣"条引孟诜语。

⑥ 生枣……益气：语出《医心方·卷三十·五果部第二》"干枣"条引孟诜语。
   肥，误作"肌"，径改。

一五四、软枣①

软枣，温。多食动风。发冷风并咳嗽。

软枣，平，多食动风，令人病冷气，发咳嗽②。【残】

---

① 软枣：政和本、柯大观本附在"大枣"条内，今单列条目。

② 软枣，平……发咳嗽：语出残卷本"软枣"条。

一五五、葡萄①

葡萄不问土地，但收之酿酒，皆得美好。或云：子，不堪多食，令人卒烦闷眼暗。根浓煮汁，细细饮之，止呕哕及霍乱后恶心。妊孕人，子上冲心，饮之即下，其胎安。

蒲桃，平。上益脏气，强志，疗肠间宿水，调中。按经：不问土地，但取藤收之酿酒②，皆得美好。其子，不宜多食，令人心卒烦闷，犹如火燎，亦发黄病。凡热疾后，不可食之。眼暗、骨热，久成麻疖③病。又方：其根可煮取浓汁饮之，呕哕④及霍乱后恶心。又方：女人有娠，往往子上冲心，细细饮之即止，其子便下，胎安好⑤。【残】

食之治肠间水，调中。其子，不堪多食，令人卒烦闷⑥。【医】

【校注】

① 葡萄：又称蒲桃、蒲萄、草龙珠等。残卷本作"蒲桃"。

② 但取藤收之酿酒：陶弘景误以为用藤汁酿酒，《新修本草》注已斥其"谬矣"。

③ 麻疥：麻头疥。

④ 呕哕：敦煌本作"止呕"，谢本据义补"止"，均可参。

⑤ 蒲桃……胎安好：语出残卷本"蒲桃"条。

⑥ 食之……卒烦闷：语出《医心方·卷三十·五果部第二》"蒲陶"条引孟诜语。

一五六、栗子①

栗子，生食治腰②脚。蒸炒食之，令气拥。患风水气，不宜食。又，树皮，主㾦疮毒③。谨按：宜日中暴干食，即下气补益。不尔，犹有木气，不补益。就中④吴⑤栗大无味，不如北栗也。其上薄皮，研，和蜜涂面展皱。又壳，煮汁饮之，止反胃消渴。今所食生栗，可于热灰火中煨，令汗⑥出，食之良。不得通热，热则⑦拥气。生即发气，故火煨杀其木气耳。

今有所食生栗，可于热灰中煨之，令才汗出，即啖之。甚破气也。不得使通熟，熟即拥气⑧。兼名菀云。一名撰子，一名掩子⑨。【医】

【校注】

① 栗子：政和本、柯大观本作"栗"。

② 腰：柯大观本脱。

③ 㾦疮毒：《本草纲目·果部第二十九卷·栗·树皮》："治丹毒五色无常。剥皮有刺者，煎水洗之（孟诜，出《肘后方》）。"可参。

④ 就中：其中。

⑤ 吴：泛指我国东南一带。

⑥ 汗：柯大观本作"汁"。

⑦ 则：柯大观本作"即"。

⑧ 今有所……熟即拥气：语出《医心方·卷三十·五果部第二》"栗子"条引孟诜语。

⑨ 兼名……掩子：语出《医心方·卷三十·五果部第二》"栗子"条引孟诜语后，据义疑非孟诜语。

一五七、覆盆子①

覆盆子，味酸，五月于麦田中得之良。采得及②烈日晒干，免烂不堪。江东③亦有，名悬钩子④，大小形异⑤，气味功力同。北土即无悬钩，南地无覆盆，是土地有前后生。非两种物耳。

覆盆子，平。上主益气轻身，令人发不白。其味甜酸，五月麦田中得者良。采其子，于烈日中晒之，若天雨⑥即烂，不堪收也。江东十月有悬钩子，稍小异形，气味一同。然北地无悬钩子，南方无覆盆子，盖土地殊⑦也。虽两种则不是两种之物，其功用亦相似⑧。【残】

【校注】

① 覆盆子：又名乌藨子、山泡、马连果、马灵果、刺毛、毕楞伽、大麦莓、插田包等。

② 采得及：柯大观本作"于"。

③ 江东：长江以东，古指长江以南芜湖以下地区，今皖南、皖东、苏南、浙江以及江西东北一带。

④ 悬钩子：又名三月泡、山抛子、刺葫芦、山莓、高脚菠、牛奶泡、泡儿刺等，浙江和福建一带常用其未成熟果实替代覆盆子入药做引。《本草纲目·草部第十八卷·覆盆子》："南土覆盆极多。 悬钩是树生，覆盆是藤生，子状虽同，而覆盆色乌赤，悬钩色红赤，功亦不同，今正之。"《本草纲目·草部第十八卷·悬钩子》："……孟诜、大明并以此为覆盆，误矣。"可参。

⑤ 形异：柯大观本作"异形"。

⑥ 天雨：天下雨。

⑦ 殊：不同。

⑧ 覆盆子，平……亦相似：语出残卷本"覆盆子"条。

一五八、芰实①

菱实，仙家蒸作粉，蜜和食之，可休粮。水族之中，此物最不能治病。又云，令人脏冷，损阳气，痿茎②，可少食，多食令人腹胀，满者可暖酒和姜饮，一两盏即消矣。

神仙家用，发冷气，人含吴茱萸，咽其津液，消其腹胀矣。

芰实，平。上主治安中焦，补脏腑气，令人不饥。仙方亦蒸熟，曝干，作末，和米，食之休粮。凡水中之果，此物最发冷气，不能治众疾。损阴，令玉茎消衰。令人或腹胀者，以姜酒一盏饮即消。含吴茱萸子，咽其液亦消③。【残】

食之神仙。此物尤发冷，不能治众病④。【医】

【校注】

① 芰（jì 计）实：菱角。

② 痿茎：男性生殖器官不能挺举的病。

③ 芰实，平……亦消：语出残卷本"芰实"条。"含吴茱萸子……亦消"原为小字双行。

④ 食之……治众病：语出《医心方·卷三十·五果部第二》"芰实"条引孟诜语。

一五九、橙子①

温。去恶心，胃风。取其皮和盐贮之。又，瓤，去恶气。和盐、蜜细细食之。

【校注】

① 橙子：政和本、柯大观本作"橙子皮"。

一六〇、樱桃

樱桃，热。益气，多食无损。又云，此名"樱"，非桃也①。不可多食，令人发暗风。东行根，疗寸白、蛔虫。

温。多食有所损②。令人好颜色，美志。此名"樱桃"，俗名"李桃"，亦名"奈桃"者是也。甚补中益气，主水谷痢，止泄精。东引根治蛔虫。

【校注】

① 此名"樱"，非桃也：苏颂对此论有质疑，其《本草图经》云："孟诜以为樱非桃类，未知何据？"

② 多食有所损：前言"多食无损"，二者矛盾，似有误。

一六一、鸡头实①

鸡头作粉食之，甚妙，是长生之药，与小儿食，不能长大，故驻年②耳。生食动风冷气，蒸之，于烈日晒之，其皮即开，亦可舂作粉。

鸡头子，寒。主温，治风痹，腰脊强直，膝痛。补中焦，益精，强志意，耳目聪明③。作粉食之，甚好。此是长生之药。与莲实同食，令小儿不长大，故知长服当亦驻年。生食，动少气。可取蒸，于烈日中曝之，其皮壳自开。挼却皮，取仁，食甚美。可候皮开，于臼中舂取末④。【残】

作粉食之，甚好，此是长生之药，与莲实合饵，令小儿不能长大。故知长服当驻其年耳。生食，动小冷气⑤。【医】

———————————

【校注】

① 鸡头实：芡实。 残卷本作"鸡头子"。

② 驻年：延年却老。

③ 耳目聪明：耳聪目明。

④ 鸡头子……取末：语出残卷本"鸡头子"条。

⑤ 作粉……冷气：语出《医心方·卷三十·五果部第二》"鸡头实"条引孟诜语。

一六二、梅实①

乌梅，多食损齿。又，刺在肉中，嚼白梅封之，刺即出。又，大便不通，气奔欲死，以乌梅十颗置汤中，须臾捋去核，杵为丸，如枣大，内下部，少时即通。谨按：擘破，水渍，以少蜜相和，止渴，霍乱心腹不安及痢赤。治疟方多用之。

食之，除闷安神②。【医】

【校注】

① 梅实：梅树的果实。成熟时采摘，其色青绿，称为青梅。青梅经烟熏烤或置笼内蒸后，其色乌黑，称为乌梅。

② 食之……安神：语出《医心方·卷三十·五果部第二》"梅实"条引孟诜语。

一六三、木瓜①

木瓜，谨按：枝叶煮之饮，亦治霍乱，不可多食，损齿及骨。又，脐下绞痛，木瓜一两片，桑叶七片，大枣三枚，碎之，以水二升，煮取半升，顿服之，差。

主呕哕②风气，又吐后转筋，煮汁饮之甚良。脚膝筋急痛，煮木瓜，令烂，研作浆粥样，用裹痛处，冷即易，一宿三五度，热裹便差。煮木瓜时，入一半酒同煮之。

上主治霍乱，涩痹风气。又，顽痹人若吐逆下③，病转筋不止者，取枝叶煮汤饮之愈。亦去风气，消痰。每欲霍乱时，但呼其名字。亦不可多食，损齿④。又，脐下绞痛，可以木瓜一片，桑叶七枚炙，大枣三个中破，以水二大升，煮取半大升，顿服之即⑤。
【残】

【校注】

① 木瓜：政和本、柯大观本作"木瓜实"。 其中除木瓜内容外，另有"楂子"内

容，今据义将"楂子"单列，另立条目。

② 呃（yè 叶）：通"哕"。 指干呕。

③ 下：谢本据义补为"下利"。 可参。

④ 损齿：谢本据义补为"损齿及骨"。 可参。

⑤ 上主治……服之即：语出残卷本"木瓜"条。 即，谢本据义补为"即差"。

可参。

一六四、楂子①

楂子，平。损齿及筋，不可食，亦主霍乱转筋，煮汁食之，与木瓜功稍等，余无有益人处，江外②常为果食。

楂子，平。上多食损齿，及损筋。惟治霍乱转筋，煮汁饮之，与木瓜功相似，而小者不如也，昔孔安国③不识，而谓之不藏。今验其形小，况相似，江南将为果子，顿食之，其酸涩也，亦无所益，俗呼为樿梨也④。【残】

【校注】

① 楂（zhā 扎）子：蔷薇科植物木桃的果实。 又名和圆子、西南木瓜、木桃

等。 政和本、柯大观本在"木瓜"条中，今单列。

② 江外：江南。

③ 孔安国：西汉经学家，孔子后裔。

④ 樃子，平。 上多……樃梨也：语出残卷本"樃子"条。

一六五、柿

柿，寒。主补虚劳不足。谨按：干柿厚肠胃，涩中，健脾胃气，消宿血。又，红柿①补气，续经脉气。又，酥②柿涩下焦，健脾胃气，消宿血。作饼及糕，与小儿食，治秋痢。又，研柿，先煮粥，欲熟，即下柿。更三两沸，与小儿饱食，并奶母吃亦良。又，干柿二斤，酥一斤，蜜半升。先和酥蜜，铛中消之。下柿煎十数沸，不③津器贮之。每日空腹服三五枚，疗男子女人脾虚、腹肚薄，食不消化。面上黑点，久服甚良。

柿，主通鼻耳气，补虚劳。又干柿，厚肠胃，温中，消宿血④。【医】

【校注】

① 红柿：一说指烘柿，指闭藏未熟的青柿于容器中，使其自然红熟。

② 酥（lǎn 懒）：一种浸渍储藏柿子、使之速熟的方法。

③ 不：柯大观本作"下"。

④ 柿……消宿血：语出《医心方·卷三十·五果部第二》"柿"条引孟诜语。

一六六、芋

芋白色者，无味。紫色者，破气。煮汁饮之，止渴。十月后晒干，收之。冬月食，不发病，他时月不可食。又，和鲫鱼、鲤鱼作臛良。久食令人虚劳无力。又，煮汁洗腻衣，白如玉。亦可浴去身上浮风，慎①风半日。

　　煮汁浴之，去身上浮气。浴了，慎风半日许。

　　芋。平。上主宽缓肠胃，去死肥②，令脂肉悦泽。白净者，无味。紫色者良，破气。煮汁饮之，止渴。十月已后收之，曝干，冬蒸服，则不发病，余外不可服。又，和鱼煮为羹，甚下气，补中焦，令人虚无气力③。此物但先肥④而已。又，煮生芋汁，可洗垢腻衣，能洁白。又⑤【残】

　　主宽缓肠胃，去死肌，令脂肉悦泽⑥。【医】

【校注】

① 慎：柯大观本作"忌"，下同。

② 肥：残卷本疑误，敦煌本、谢本均作"肌"，当是。

③ 令人虚无气力：谢本据《嘉祐》本在此句前补"良，久食"，可参。

④ 先肥：疑为"充肌"之误。敦煌本作"令肥"，可参。

⑤ 芋。平……能洁白。又：语出残卷本"芋"条。此条为残卷本最后一条，文字不完整，"洁白。又"后应仍有文字，佚。

⑥ 主宽缓……悦泽：语出《医心方·卷三十·五果部第二》"芋"条引孟诜语。

一六七、乌芋①

　　又云：凫茨②，冷。下丹石，消风毒，除胸中实热气。可作粉食。明耳目，止渴，消疸黄。若先有冷气，不可食，令人腹胀气满。小儿秋食，脐下当痛。

【校注】

① 乌芋：又称荸荠、马蹄、水栗等。《本草纲目·果部第三十三卷·乌芋》："乌芋，其根如芋，而色乌也，凫喜食之，故《尔雅》名凫茈。后遂讹为凫茨，又讹为荸荠。盖《切韵》凫、荸同一字母，音相近也。"谢本作"凫茨（乌芋、荸荠）"。政和本、柯大观本把"凫茨""茨菰"混为一条，列于"乌芋"条下，二者实不同，故"乌芋""茨菰"分列条目。

② 凫〔fú 浮〕茨：荸荠的别名。

一六八、茨菰①

茨菰，不可多食。吴人常食之，令人患脚。又，发脚气，瘫缓风，损齿，令人失颜色、皮肉干燥。卒食之，令人呕水。

主消渴，下石淋，吴人好啖之。发脚气，瘫缓风，损齿。紫黑色，令人失颜色②。【医】

【校注】

① 茨菰：别名慈姑、燕尾草、白地栗、芽菇等。政和本、柯大观本列于"乌芋"条下，谢本作"茨菰（慈姑）"。据考，孟诜首用"茨菰"之名，《别录》首载此药，以乌芋为正名。

② 主消渴……失颜色：语出《医心方·卷三十·五果部第二》"乌芋"条引孟诜语。据义实指"茨菰"，故迁移列于"茨菰"条下。

一六九、枇杷①

枇杷，温。利五脏，久食亦发热黄。子，食之，润肺，热上焦，若和热炙肉及热面食之，令人患热毒黄病。

卒②呕哕不止、不欲食，又，煮汁饮之，止渴。偏理肺及肺风疮，胸、面上疮。

又云：枇杷子不可合食炙肉热面，令人发黄③。【医】

温。利五脏。久食藏发热黄④。【医】

【校注】

① 枇杷：政和本、柯大观本作"枇杷叶"。

② 卒：谢本据义在此字前补"叶"字，可参。

③ 又云……发黄：语出《医心方·卷二十九·合食禁第十一》引孟诜《食经》语。

④ 温……发热黄：语出《医心方·卷三十·五果部第二》"枇杷"条引孟诜语。

一七〇、荔枝

微温。食之通神益智，健气及颜色，多食，则发热。

一七一、柑子①

寒。堪食之，其皮不任药用。食多，令人肺燥，冷中，发痃癖。

柑子，性寒。堪食之。皮不任药用，初未霜时，亦酸。及得霜后，方即甜美。故名之曰甘。和②肠胃热毒，下丹石渴③。食多，

令人肺燥，冷中，发流癖病也^④。【医】

【校注】

① 柑子：政和本、柯大观本作"乳柑子"。

② 和：谢本参仁和寺本《医心方》及《开宝本草》改作"利"。可参。

③ 渴：谢本据《开宝本草》补为"止暴渴"。可参。

④ 柑子……病也：语出《医心方·卷三十·五果部第二》"柑子"条引孟诜语。

一七二、石蜜^①

石蜜，治目中热膜，明目。蜀中、波斯^②者良。东吴^③亦有，并不如两处者。此皆煎甘蔗汁及牛乳汁，则易细白耳。和枣肉及巨胜^④末，丸，每食后含一两丸，润肺气，助五脏津。

石蜜，寒。上心腹胀热，口干渴，波斯者良。注少许于目中，除去热膜，明目。蜀川者为次。今东吴亦有，并不如波斯。此皆是煎甘蔗汁及牛膝^⑤汁，煎则细白耳。又，和枣肉及巨胜仁，作末为丸，每食后含一丸如李核大，咽之，津润肺气，助五脏津^⑥。【残】

【校注】

① 石蜜：甘蔗汁经过太阳暴晒后而成的固体原始蔗糖。

② 波斯：今伊朗。

③ 东吴：今苏州一带。

④ 巨胜：黑胡麻的别名。

⑤ 膝：据义当为"乳"。

⑥ 石蜜……助五脏津：语出残卷本"石蜜"条。

一七三、甘蔗

主补气，兼下气。不可共酒食，发痰。

一七四、沙糖

沙糖，多食令人心痛。不与鲫鱼同食，成瘖虫。又，不与葵同食，生流澼。又，不与笋同食，使笋不消，成症，身重，不能行履①耳。

主心热口干。多食生长虫，消肌肉，损齿，发疮蜃，不可长食之。

沙糖，寒。上功体②与石蜜同也。多食令人心痛。养三虫③，消肌肉，损牙齿，发疮蜃，不可多服之。又，不可与鲫鱼同食，成瘖虫。又，不可共笋食之，笋不消，成症病，心腹痛。重不能行李④。【残】

————————

【校注】

① 行履：行走。

② 功体：功用；作用。

③ 三虫：三种常见的肠寄生虫病。《诸病源候论》卷五十："三虫者，长虫、赤虫、蛲虫。"一说为"三尸虫"。

④ 沙糖……行李：语出残卷本"沙糖"条。重不能行李，据义当为"身重不能行履"。

一七五、桃①

桃仁，温。杀三虫，止心痛。又，女人阴中生疮，如虫咬疼痛者，可生捣叶，绵裹内阴中，日三四易，差。又，三月三日收花，晒干，杵末，以水服二钱匕，小儿半钱，治心腹痛。又，秃疮，收未开花，阴干，与桑椹赤者等分，作末，以猪脂和。先用灰汁，洗去疮痂，即涂药。又云：桃能发丹石，不可食之，生者尤损人。又，白毛，主恶鬼邪气。胶②亦然。又，桃符③及奴④，主精魅邪气。符煮⑤汁饮之。奴者，丸、散服之。桃仁每夜嚼一颗，和蜜涂手、面，良。

治妇人阴痒方：捣生桃叶绵裹内阴中，日三四易。亦煮汁洗之。今案：煮皮洗之良⑥。【医】

温。桃能发诸丹石，不可食之，生食尤损人⑦。【医】

【校注】

① 桃：政和本、柯大观本作"桃核人（仁）"。

② 胶：蔷薇科植物桃或山桃等树皮中分泌出来的树脂。

③ 桃符：桃杖；桃枝；桃梗。古时在桃木板上画着门神或写着门神名字，挂在大门上，用以避邪。

④ 奴：又名瘪桃干、阴桃子、气桃子，为桃自落的幼果。夏初拣落地的幼果，晒干。一说指桃树上经冬不落、风干后的桃实。

⑤ 煮：柯大观本作"者"。

⑥ 治妇人……洗之良：语出《医心方·卷二十一·治妇人阴痒方第七》引孟诜《食经》语。

⑦ 温……损人：语出《医心方·卷三十·五果部第二》"桃实"条引孟诜语。

一七六、杏①

杏，热。面皯②者，取仁去皮，捣和鸡子白。夜卧涂面，明早以暖清酒洗之。人患卒哑，取杏仁三分，去皮尖熬，别杵桂③一分和如泥。取李核大，绵裹含，细细咽之，日五夜三。谨按：心腹中结伏气，杏仁、橘皮、桂心、诃梨勒④皮为丸，空心服三十丸，无忌。又，烧令烟尽，研如泥，绵裹内⑤女人阴中，治虫疽。

主热风头痛。又烧令烟尽，去皮以乱发裹之，咬于所患齿下，其痛便止。熏诸虫出，并去风，便差⑥。重者不过再服。

杏仁三分，去皮熬，捣作脂。桂心末一分，和如泥，取李核许⑦，绵裹，少咽之。日五夜一⑧。【医】

杏，热。主咳逆、上气、金创、惊痫、心下烦热、风头痛⑨。【医】

【校注】

① 杏：政和本、柯大观本作"杏核人"。

② 皯（gǎn 赶）：皮肤黧黑枯槁。

③ 桂：谢本作"桂心"，可参。

④ 诃梨勒：植物名。常绿乔木。果实可入药。

⑤ 内：柯大观本此字后有："罿齿孔中，亦主产门虫疮痒不可忍者，去人及诸畜疮，中风。 取人去皮熬令赤，和桂末，研如泥，绵裹如指大，含之，利喉咽，去喉痹，痰唾，咳嗽，喉中热结生疮。 杏酪浓煎如膏服之，润五脏，去痰嗽。 生熟吃俱得，半生半熟杀人。"这一段文字，考政和本当为串入陈藏器文，且无"女人阴中，治虫疽"七字。

⑥ 差：柯大观本作"瘥"。

⑦ 许：表约数，左右。

⑧ 杏仁……日五夜一：语出《医心方·卷三·治中风失音方第十一》引孟诜《食经》"治失音方"。

⑨ 杏……头痛：语出《医心方·卷三十·五果部第二》"杏实"条引孟诜语。

一七七、石榴①

石榴，温。多食损齿令黑。皮，炙②令黄，杵末，以枣肉为丸，空腹三十③丸，日二服，治赤白痢腹痛者。取醋④者一枚并子，捣汁顿服。

疣虫白虫。按经：久食损齿令黑。其皮炙令黄，捣为末，和枣肉为丸，日服⑤卅丸，后以饭押⑥，断赤白痢。又，久患赤白痢，肠肚绞痛，以醋石榴一个，捣令碎，布绞取汁，空腹顿服之，立止。又，其花叶阴干，捣为末，和铁丹⑦，服之，一年白发尽黑，益⑧面红色。仙家重此，不尽书其方⑨。【残】

温。实，主谷利⑩泄精。又云：损齿令黑⑪。【医】

【校注】

① 石榴：别名安石榴、若榴、丹若等。政和本、柯大观本作"安石榴"。

② 炙：政和本作"灸"，非。

③ 三十：政和本作"三"，脱"十"，据义补。

④ 醋：敦煌本作"酸"。醋石榴即酸石榴的别名。

⑤ 日服：谢本据《嘉祐》在此前补"空腹"二字。可参。

⑥ 押：通"压"。

⑦ 铁丹：政和本"安石榴"条下引陈藏器云："铁丹，飞铁为丹，亦铁粉之属是也。"

⑧ 益："溢"的古字，满。

⑨ 疣虫白虫……书其方：语出残卷本"石榴"条。原文字不全，谢本据《别录》"安石榴"条在"疣虫白虫"前补"东行根疗"四字。可参。

⑩ 谷利：指水谷痢。利，通"痢"。

⑪ 温……令黑：语出《医心方·卷三十·五果部第二》"石榴"条引孟诜语。

一七八、梨

梨，除客热，止心烦，不可多食。又，卒咳嗽，以一颗刺作五十孔，每孔内以椒一粒，以面裹，于热火灰中煨令熟，出，停冷，去椒食之。又方，去核，内酥蜜，面裹烧令熟，食之。又，取梨肉内酥中煎，停冷食之。又，捣汁一升，酥一两，蜜一两，地黄汁一升，缓火煎，细细含咽。凡治嗽，皆须待冷，喘息定后方食。热食之，反伤矣，令嗽更极①不可救。如此者，可作羊肉汤饼②，饱食之，便卧少时。又，胸中痞塞热结者，可多食好生梨，即通。卒暗风③，失音不语者，生捣汁一合，顿服之，日再服止。

金疮及产妇不可食，大忌。

梨一颗，刻作五十孔。每孔中，内一粒椒，以面裹，于热灰中烧，令极熟，出停冷，割食之④。又方：梨去核，内苏⑤蜜，面裹，烧令熟，食之，太良。又方：割梨肉于梨苏中，煎之，停冷食之⑥。【医】

胸中否塞，热结者，可多食生梨便通。又云：寒，除客热，止心烦。又云：卒瘖失音不语者，捣梨汁一合，顿服。又云：卒咳，冻梨一颗，刺作五十孔，每孔中内一粒椒，以面裹，于热灰烧。令极熟出，停冷，食之。又云：去皮割梨，内于苏中煎，冷食之⑦。【医】

又方：捣梨汁一合，顿服之⑧。【医】

【校注】

① 极：达到顶点；严重。

② 汤饼：今之面条。

③ 暗风：病名。

④ 割食之：后有"今案：《极要方》：梨七颗，取汁，白饧一两，苏一大枣许，椒七枚，合煎，含咽之"二十七字，为双行小字，据义应为丹波康赖所加，非孟诜文，此不收。

⑤ 苏：用同"酥"。下同。

⑥ 梨一颗……停冷食之：语出《医心方·卷九·治咳嗽方第一》引孟诜《食经》"疗卒咳味方"。与政和本、柯大观本等本草书中所载多有重复，可参。"食之"后有"今案：《朱思简食经》云：凡用梨治咳，皆须待冷食之，热食反成

嗽"二十四字，为双行小字，据义应为丹波康赖所加，非孟诜文，此不收。

⑦ 胸中否塞……冷食之：语出《医心方·卷三十·五果部第二》"梨子"条引孟诜语。 否塞，即"痞塞"。

⑧ 又方……顿服之：语出《医心方·卷三·治中风失音方第十一》引孟诜《食经》"治失音方"。

一七九、林檎①

林檎，主止消渴。

温。主谷痢泄精。东行根，治白虫、蛔虫、消渴。好睡，不可多食。

又，林檎，味苦涩、平。无毒。食之闭百脉。

【校注】

① 林檎：又名花红、沙果。

一八〇、李①

李，主女人卒赤白下，取李树东面皮，去皱②皮，炙令黄香。以水三升，煮汁去滓，服之，日再③，验。谨按：生子④，亦去骨节间劳热，不可多食。临水食⑤，令人发痰疟。又，牛李⑥，有毒。煮汁使浓含之，治䘌齿。脊骨有疳虫，可后灌此汁，更空腹服一盏。其子中仁，主鼓胀。研和面，作饼子，空腹食之，少顷当泻矣。

李，平。主卒下赤。生李，亦去关节间劳热。不可多食之⑦。

【校注】

① 李：政和本、柯大观本作"李核人"。

② 皱：柯大观本作"外"。

③ 再：两次。

④ 生子：谢本据《医心方》作"生李"。

⑤ 食：柯大观本作"食之"。

⑥ 牛李：李子的一种。

⑦ 李……食之：语出《医心方·卷三十·五果部第二》"李"条引孟诜语。

一八一、杨梅

杨梅，和五脏，能涤肠胃，除烦愦①恶气，切不可多食，甚能损齿及筋，亦能治痢，烧灰服之。

温。和五脏腹胃，除烦愦恶气，去痰实。亦不可久食，损齿及筋也，甚能断下痢。又，烧为灰，亦断下痢。甚酸美，小有胜白梅。又，白梅未干者，常含一枚，咽其②液，亦通利五脏，下少气，若多食之，损人筋骨。其酸醋之物，自是土使然。若南方人北居，杏亦不食；北地人南住，梅乃啖多，岂不是地气郁蒸，令人烦愦，好食斯物也。

羊梅，温，上主脏腑，调腹胃，除烦溃③，消恶气，去痰实。不可多食，损人筋，然断下痢。又，烧为灰，断下痢，其味酸美，小有胜白梅。又取干者，常含一枚，咽其液，亦通利五脏，下少气，若多食损人筋骨。甚酸之物，是土地使然。若南人北，杏亦

不食；北人南，梅亦不啖。皆是地气郁蒸，令烦溃，好食斯物也④。【残】

【校注】

① 愤：昏乱。柯大观本作"燥"。

② 其：柯大观本无。

③ 溃：义不符，当为"愤"，下同。

④ 羊梅……斯物也：语出残卷本"羊梅"条。

一八二、胡桃①

胡桃，不可多食，动痰饮。除风，令人能食，不得并②。渐渐食之，通经脉，润血脉，黑鬓发。又服法：初日一颗，五日加一颗，至二十颗止之③。常服，骨肉细腻光润，能养一切老痔疾。

胡桃，平。上不可多食，动痰。案经：除去风，润脂肉，令人能食。不得多食之，计日月，渐渐服食。通经络气血脉，黑人髭发④，毛落再生也。又，烧至烟尽，研为泥，和胡粉⑤，为膏。拔去白发，傅之，即黑毛发生。又，仙家压油，和詹香⑥，涂黄发，便黑如漆光润。初服日一颗，后随日加一颗，至廿颗，定得骨细肉润。又方，一切痔病。案经：动风益气，发固⑦疾。多吃不宜⑧。【残】

胡桃，烧令烟尽，研为泥，和胡粉，拔白毛。付⑨之，即生毛⑩。【医】

卒不可多食，动淡⑪饮。计日月渐服食，通经络，黑人须发毛生，能差一切痔病⑫。【医】

【校注】

① 胡桃：核桃。

② 并：《本草纲目·果部第三十卷·胡桃》"附方服胡桃法"引孟诜语："凡服胡桃不可并食，须渐渐食之。"可参。

③ 之：柯大观本无。

④ 髭（zī 资）发：须发。

⑤ 胡粉：铅粉。又名粉锡、解锡、水粉、锡粉、流丹、鹊粉、白膏、铅白、光粉、白粉、瓦粉、官粉等。

⑥ 詹香：必栗香的别名。

⑦ 固："痼"的古字。

⑧ 胡桃……不宜：语出残卷本"胡桃"条。

⑨ 付：通"敷"。

⑩ 胡桃……即生毛：语出《医心方·卷四·治白发令黑方第四》引孟诜《食经》"治白发方"。

⑪ 淡：通"痰"。

⑫ 卒不可多食……一切痔病：语出《医心方·卷三十·五果部第二》"胡桃人"条引孟诜语。

一八三、猕猴桃①

候熟收之，取瓤和蜜煎作煎②，去人烦热。久食亦得③，令人冷，能止消渴。

藤梨，寒。上主下丹石，利五脏。其熟时，收取瓤和蜜煎作煎。服之，去烦热，止消渴。久食发冷气，损脾胃④。【残】

————————————

【校注】

① 猕猴桃：又名毛桃、藤梨、阳桃、奇异桃、羊桃、奇异果等。残卷本作"藤梨"。

② 煎：柯大观本作"膏"，敦煌本作"浆"，谢本注"煎"为剂型名，皆可参。

③ 亦得：谢本谓其与文义抵牾，恐衍，可参。

④ 藤梨……损脾胃：语出残卷本"藤梨"条。

一八四、柰①

柰，主补中焦诸不足气，和脾。卒患食后气不通，生捣汁服之。

益心气②。【医】

补中焦诸不足③。【医】

————————————

【校注】

① 柰：苹果的一种，通称"柰子"，与"林檎"同类。

② 益心气：语出《医心方·卷三十·五果部第二》"梻"条引孟诜语。梻（nài耐），当为"梻"，同"柰"的异体字。

③ 补中焦诸不足：语出《医心方·卷三十·五果部第二》"梻"条引胹玄子张语。

一八五、橄榄

橄榄①，主鳀鱼②毒，汁服之。中此鱼肝、子毒，人立死，惟此木能解。生③岭南山谷，树大④数围，实长寸许。其子先生者向下，后生者渐高。八月⑤熟，蜜藏极甜。

【校注】

① 橄榄：橄榄的别名。

② 鳀鱼：河豚。

③ 生：柯大观本作"出"。

④ 树大：柯大观本作"大树阔"。

⑤ 八月：柯大观本作"至八月"。

一八六、胡麻①

润五脏，主火灼。山田种为四棱，土地有异，功力同。休粮人重之。填骨髓，补虚气。

【校注】

① 胡麻：本是亚麻，传入中国叫胡麻，是胡人之麻的意思。

一八七、青蘘①

生杵汁，沐头发②良。牛伤热亦灌之，立愈。

一八八、胡麻油①

主瘖癙。涂之生毛发。

一八九、白油麻①

大寒，无毒。治虚劳，滑肠胃，行风气，通血脉，去头浮风，润肌。食后生啖一合，终身不辍。与乳母食，其孩子永不病生。若客热，可作饮汁服之。停久者，发霍乱。又，生嚼傅小儿头上诸疮良。久食抽人肌肉。生则寒，炒则热。

又，叶捣和浆水，绞去滓，沐发，去风润发。

其油冷，常食所用也。无毒，发冷疾，滑骨髓，发脏腑渴，困脾脏，杀五黄，下三焦热毒气，通大小肠，治蛔心痛，傅一切疮疥癣，杀一切虫。取油一合，鸡子两颗，芒消②一两，搅服之，少时即泻，治热毒甚良。治饮食物，须逐日熬熟用，经宿即动气。有牙齿并脾胃疾人，切不可吃。陈者煎膏，生肌长肉，止痛，消痈肿，补皮裂。

【校注】

① 白油麻：又称脂麻、芝麻。为《嘉祐》新补药，见孟诜及陈藏器、陈士良、日华子。

② 芒消：芒硝。

一九〇、麻蕡①

微寒。治大小便不通，发落，破血，不饥，能②寒。取汁煮粥，去五脏风，润肺，治关节不通，发落，通血脉，治气。青叶甚长发。研麻子汁，沐发，即生长。麻子一升，白羊脂七两，蜡五两，白蜜一合，和杵，蒸食之，不饥。《洞神经》又取大麻，日中③服子末三升④。东行茱萸根锉八升，渍之，平旦服之二升，至夜虫下。要见鬼者，取生麻子、菖蒲、鬼臼等分，杵为丸，弹子大，每朝⑤向日服一丸，服满百日，即见鬼也。

麻子一升，捣，水三升，煮三四沸，去滓，冷服半升，日三，五日即愈⑥。【医】

【校注】

① 麻蕡（fén 坟）：大麻或大麻的籽实。政和本作"麻蕡（麻子）"，柯大观本作"麻蕡"。

② 能：通"耐"。

③ 日中：时辰名，正中午，今 11 时至 13 时。

④ 《洞神经》……三升：敦煌本作"按经：治腹中虫病，取大麻末三升"，可

参。《洞神经》，南朝刘宋大明五年（461年）名道士陆修静广集古今道教经书，加以改造、分类、甄别、整理，列为洞真、洞玄、洞神三大部，合称《三洞经书》。

⑤ 朝（zhāo 招）：天。

⑥ 麻子一升……即愈：语出《医心方·卷十二·治消渴方第一》引孟诜《食经》"消渴方"。

一九一、饴糖①

饧糖，补虚，止渴，健脾胃气，去留血，补中。白者以蔓菁②汁煮，顿服之。

主吐血，健脾。凝强者为良。主打损瘀血，熬令焦，和酒服之，能下恶血。又，伤寒大毒嗽，于蔓菁、薤汁中，煮一沸，顿服之。

【校注】

① 饴糖：以高粱、米、大麦、粟、玉米等淀粉质的粮食为原料，经发酵糖化制成的食品，又称饧、胶饴、饧糖等。主要含麦芽糖，并含 B 族维生素和铁等。

② 菁：政和本作"青"。

一九二、大豆①

大豆，寒。和饭捣涂一切毒肿。疗男女阴肿，以绵裹内之，杀诸药毒。谨按：煮饮服之，去一切毒气，除胃中热痹、肠中②淋露，下淋血，散五脏结积，内寒。和桑柴灰汁煮之③，下水鼓腹胀。其豆黄④，主湿痹、膝痛、五脏不足气、胃气结积、益气，润肌肤。末之收成，炼猪膏为丸，服之能肥健人。又，卒失音，生大豆一升，青竹筭⑤子四十九枚，长四寸，阔一分，和水煮熟，日夜二服差。又，每食后，净磨拭，吞鸡子大，令人长生⑥。初服时，似身重，一年已后，便觉身轻。又益阳道。

微寒。主中风、脚弱、产后诸疾。若和甘草，煮汤饮之，去一切热毒气，善治风毒脚气。煮食之，主心痛、筋挛、膝痛、胀满。杀乌头、附子毒。大豆黄屑⑦，忌猪肉。小儿不得与炒豆食之，若食了，忽食猪肉，必壅气致死。十有八九。十岁已上不畏⑧。

大豆黄卷，卷蘖⑨长五分者，破妇人恶血，良⑩。

平。主霍乱吐逆。大豆初服时，身似重。一年之后，便身轻。益阳事⑪。又，煮饮服之，去一切毒气。又，生捣和饮，疗一切毒，服涂之⑫。【医】

【校注】

① 大豆：政和本、柯大观本作"生大豆"。

② 肠中：谢本考《名医别录》改作"伤中"，可参。

③ 煮之：柯大观本作"煮服"。

④ 豆黄：黑大豆蒸罨加工而成。

⑤ 筭（suàn 算）：计算用的筹码。

⑥ 令人长生：柯大观本作"令长生"。

⑦ 大豆黄屑：指豆黄。《本草纲目·谷部第二十五卷·豆黄》引孟诜语："忌猪肉。"可参。

⑧ 十岁已上不畏：柯大观本作"十岁已上者不畏也"。

⑨ 蘖：被砍去或倒下的树木再生的枝芽。此指豆芽。政和本作"蘗"，非。

⑩ 大豆黄卷……良：政和本、柯大观本单立条目。 据义合并至"大豆"条。 大
　　豆黄卷，指水浸黑大豆，候芽长五寸，干之即为黄卷。

⑪ 益阳事：原文旁有小字注"交接事也"。

⑫ 平……涂之：语出《医心方·卷三十·五谷部第一》"大豆条"引孟诜语。

一九三、赤小豆

和鲤鱼，烂煮食之，甚治脚气及大腹水肿。别有诸治，具在
鱼条中。散气，去关节烦热，令人心孔开，止小便数。绿、赤者，
并可食。暴痢后，气满不能食，煮一顿，服之即愈。

止痢①。【医】

煮赤小豆取汁，停冷，洗之②。【医】

又方，煮赤小豆取汁，停冷洗，不过三四③。【医】

末赤小豆和鸡子白，薄④之，立差⑤。【医】

【校注】

① 止痢：语出《医心方·卷十一·治下利方例第十八》"下利人可食物"中赤小
　　豆下双排小字注。

② 煮赤小豆……洗之：语出《医心方·卷三·治中风隐疹方第十八》引孟诜《食
　　经》"风搔隐疹方"。

③ 又方……三四：语出《医心方·卷三·治中风隐疹疮方第十九》引孟诜《食
　　经》语。

④ 薄：敷。

⑤ 末赤小豆……立差：语出《医心方·卷十六·治毒肿方第三》引孟诜《食经》"毒肿方"。

一九四、青小豆

青小豆，寒。疗热中、消渴，止痢下胀满①。【医】

---

① 青小豆……下胀满：语出《医心方·卷三十·五谷部第一》"赤小豆"条引孟诜语。

一九五、酒

酒，味苦。主百邪毒，行百药。当酒卧①，以扇扇②，或中恶风。久饮伤神损寿。谨按：中恶痱忤，热暖姜酒一碗，服即止。又，通脉，养脾气，扶肝。陶隐居③云"大寒凝海，惟酒不冰④"，量其热性故也。久服之，厚肠胃化筋。初服之时，甚动气痢。与百药相宜。只服丹砂人饮之，即头痛，吐热。又，服丹石人，胸背急闷热者，可以大豆一升，熬令汗出，簸去灰尘，投二升酒中。久时⑤顿服之，少顷即汗出差。朝朝服之，甚去一切风。妇人产后诸风，亦可服之。又，熬鸡屎，如豆淋酒⑥法作，名曰紫酒。卒不语，口偏者，服之，甚效。昔有人，常服春酒⑦，令人肥白矣。

紫酒，治角弓风。姜酒主偏风中恶。桑椹酒补五脏，明耳目。葱豉酒⑧解烦热，补虚劳。蜜酒⑨疗风疹。地黄、牛膝、虎骨、仙灵脾、通草、大豆、牛蒡、枸杞等，皆可和酿作酒，在别方。蒲桃子酿酒，益气调中，耐饥强志，取藤汁酿酒亦佳。狗肉汁酿酒大补。

【校注】

① 当酒卧：指醉卧对着风。

② 扇扇：第二个"扇"作动词。

③ 陶隐居：南朝齐梁时医药学家陶弘景（456—536），字通明，自号华阳隐居。

④ 不冰：不结冰。

⑤ 久时：长时间。

⑥ 豆淋酒：用黑豆炒焦，以酒淋之。或大豆炒半熟，粗捣，筛，蒸，放入盆中，以酒淋之，去滓。

⑦ 春酒：清明酿造的酒。一说是寒冬酿造、以备春天饮用的酒。

⑧ 葱豉酒：葱根、豆豉酒浸，煮饮。

⑨ 蜜酒：用蜂蜜酿造的酒。

一九六、粟米①

粟米，陈者止痢，甚压丹石热。颗粒小者是。今人间多不识耳。其粱米粒粗大，随色别之。南方多畲田②种之，极易春，粒细香美，少虚怯。只为灰中种之，又不锄治故也。得北田种之，若不锄之，即草蔜③死。若锄之，即难春。都由土地使然耳。但取好地，肥瘦得所由④，熟⑤犁又细锄，即得滑实。

【校注】

① 粟米：小米。 一说广州一带指玉米。

② 畲（shē 赊）田：在播种之前将地上的杂草放火烧去，灰烬留作肥料，然后耕种。 即指采用刀耕火种的方法耕种的田地。 一说指适宜人耕种、适宜禾苗生长的肥田，也即常说的熟田。《尔雅·释地》："田三岁曰畲"。

③ 翳（yì 易）：遮蔽；障蔽。

④ 所由：由来，从来。

⑤ 熟：仔细；深入。

一九七、秫米

秫米，其性平。能杀疮疥毒热，拥五脏气，动风，不可常食。北人往往有种者，代米作酒耳。又，生捣和鸡子白，傅毒肿，良。根，煮①作汤，洗风。又，米一石，曲三斗②，和地黄一斤，茵陈蒿一斤，炙令黄，一依酿酒法。服之，治筋骨挛急。

【校注】

① 煮：柯大观本作"主"，非。

② 斗：柯大观本作"升"。

一九八、粳米①

粳米，平。主益气，止烦泄。其赤，则粒大而香，不禁水停。其黄绿，即实中。又，水渍有味，益人。都大②新熟者，动气。经再年者，亦发病。江南贮仓人皆多收火稻③。其火稻宜人，温中，益气，补下元。烧之去芒，舂舂米食之，即不发病耳。又云：仓粳米④，炊作干饭食之，止痢。又，补中，益气，坚筋，通血脉，起阳道。北人炊之瓮中，水浸令酸，食之暖五脏六腑气。久陈者，蒸作饭，和醋封毒肿，立差。又，研服之，去卒心痛。白⑤粳米汁，主心痛，止渴，断热毒痢。若常食干饭，令人热中，唇口干。不可和苍耳食之，令人卒心痛。即急烧仓米灰，和蜜浆服之，不尔即死。不可与马肉同食之，发痼疾。

淮泗⑥之间，米多。京都、襄州⑦，土粳米亦香坚实。又，诸处虽多，但充饥而已。

性寒。拥诸经胳⑧气，使人四支不收，昏昏饶⑨睡。发风，动气，不可多食⑩。【医】

【校注】

① 粳米：政和本、柯大观本"粳米"与"陈廪米"分立条目。

② 都大：敦煌本作"粒大"，丰实饱满。《本草纲目·谷部第二十二卷·粳》引孟诜语为"大抵"，可参。

③ 火稻：旱稻。

④ 仓粳米：官仓中贮藏的米，多为仓库久储的大米。

⑤ 白：政和本作"曰"，非。

⑥ 淮泗：淮即淮河；泗即泗水，是淮河下游第一大支流。淮泗大致流经今鲁南、苏北、皖北地区。

⑦ 襄州：湖北省西北部，今湖北省襄樊一带。

⑧ 胳：通"络"。

⑨ 饶：多。

⑩ 性寒……多食：语出《医心方·卷三十·五谷部第一》"粳米"条引厔玄子张语。

一九九、陈廪米^①

炊作干饭，食之，止痢。补中，益气，坚筋骨，通血脉，起阳道。又，毒肿恶疮，久陈者，蒸作饭，和酢封肿上，立差。卒心痛，研取汁服之。北人炊之于瓮中，水浸令酸，食之暖五脏六腑之气。

─────────────

【校注】

① 陈廪米：储存年久的粳米。又名陈仓米、陈米、火米、老米、老陈米、红粟等。

二〇〇、青粱米

青粱米，以纯苦酒一斗渍之，三日出，百蒸百暴^①，好裹藏之。远行一餐，十日不饥。重餐，四百九十日不饥。又方：以米一斗，赤石脂三斤，合以水渍之，令足相淹，置于暖处二三日。上青白衣，捣为丸，如李大。日服三丸，不饥。谨按：《灵宝五符经》^②中，白鲜米九蒸九暴，作辟谷粮。此文用青粱米，未见有别出处。其米微寒，常作饭食之。涩于黄^③白米，体性相似。

─────────────

【校注】

① 暴："曝"的古字。

② 《灵宝五符经》：道教灵宝派尊奉的经书，又名《五符经》《灵宝经》。

③ 黄：柯大观本作"黄如"。

二〇一、白粱米

白粱米，患胃虚，并呕吐食及水①者，用米汁二合，生姜汁一合服之。

性微寒。除胸膈中客热，移五脏气，续筋骨。此北人长食者是，亦堪作粉。

患胃虚，并呕吐食水者，用米汁二合，生姜汁一合和服之②。【医】

除胸膈中客热，移易五脏气，续筋骨③。【医】

【校注】

① 水：政和本作"冰"，非。

② 患胃虚……和服之：语出《医心方·卷三十·五谷部第一》"白粱米"条引孟诜语。

③ 除胸膈……续筋骨：语出《医心方·卷三十·五谷部第一》"白粱米"条引胎玄子张语。

二〇二、黍米

黍米，性寒①，患鳖瘕②者，以新熟赤黍米，淘取泔汁，生服一升，不过三两度愈。谨按：性寒，有少毒，不堪久服。昏五脏，令人好睡，仙家重此，作酒最胜余粮③。又，烧为灰和油涂杖疮，不作癥，止痛。不得与小儿食之，令不能行。若与小猫、犬食之，其脚便踠曲④，行不正。缓人筋骨，绝血脉。

合葵菜食之，成痼疾。于黍米中，藏干脯通。《食禁》⑤云：牛肉不得和黍米、白酒食之，必生寸白虫。

黍之茎穗，人家用作提拂⑥，以将扫地。食苦瓠毒，煮汁饮之，即止。又，破提扫煮取汁，浴之去浮肿。又，和小豆，煮汁服之，下小便⑦。

黍不可与小儿食之，令不能行⑧。【医】

【校注】

① 性寒：《本草纲目·谷部第二十三卷·黍》："其气温暖……，孟氏谓其性寒，非矣。"

② 鳖癥：八癥之一。 谓腹中癥结如鳖状。

③ 粮：柯大观本作"米"。

④ 踠（tuó 驮）曲：弯曲。 踠，脚掌上的纹理。

⑤ 《食禁》：疑为《神农黄帝食禁》，此书见于《汉书·艺文志·方技略·经方》，佚。

⑥ 提拂：扫帚。

⑦ 黍之茎穗……下小便：原为政和本"稷米"条内引《食疗》的内容，据义移至"黍米"条内。

⑧ 黍不可与……不能行：语出《医心方·卷二十五·小儿禁食第十九》引孟诜《食经》语。

二〇三、稷米①

稷，益诸不足，山东多食。服丹石人发热，食之热消也。发三十六种冷病气。八谷②之中，最为下苗。黍乃作酒，此乃作饭，用之殊途。不与瓠子同食，令冷病发。发即黍酿汁，饮之即差。

益气，治诸热，补不足③。【医】

【校注】

① 稷米：政和本、柯大观本收在卷二十六《米谷部·下品》。

② 八谷：说法不一，指黍、稷、稻、粱、禾、麻、菽、麦。或指黍、稻、大麦、小麦、大豆、小豆、粟、麻。

③ 益气……补不足：语出《医心方·卷三十·五谷部第一》"稷米"条引孟诜语。

二〇四、小麦

小麦，平。服之止渴。又，作面有热毒，多是陈裛①之色，作粉，补中，益气，和五脏，调脉。又，炒粉一合和服，断下痢。又，性主伤折，和醋蒸之，裹所伤处，便定。重者，再蒸裹之，甚良。

平。养肝气，煮饮服之良。又云：面有热毒者，为多是陈䵑②之色。又，为磨中石末在内，所以有毒，但杵食之即良。又，宜作粉食之，补中，益气，和五脏，调经络，续气脉。

【校注】

① 陈裛（yì 益）：陈旧黯淡。谢本据下文作"陈䵑"。可参。

② 陈䵑（yuè 月）：陈旧而发黄黑色。䵑，黄黑色。

二〇五、大麦

大麦，久食之，头发不白。和针沙^①、没石子^②等，染发，黑色。暴食之，亦稍似脚弱，为下气及腰肾故。久服甚宜人。熟即益人，带生即冷损人。

暴食之令脚弱，为腰肾间气故也。久服即好，甚宜人^③。
【医】

【校注】

① 针沙：似指针砂，又名钢砂、铁砂，为制钢针时磨下的细屑。 一说为朱砂的别名。

② 没石子：指没食子，为没食子蜂科昆虫没食子蜂的幼虫。

③ 暴食之……甚宜人：语出《医心方·卷三十·五谷部第一》"大麦"条引孟诜语。

二〇六、曲^①

曲，味甘，大暖。疗脏腑中风气，调中下气，开胃消宿食，主霍乱，心膈气，痰逆，除烦，破症结^②及补虚，去冷气，除肠胃中塞，不下食，令人有颜色。六月作者良，陈久者入药。用之，当炒令香。六畜食米，胀欲死者，煮曲汁灌之，立消。落胎并下鬼胎。又，神曲，使，无毒。能化水谷宿食、症气，建脾，暖胃。

【校注】

① 曲：酒母。 此条为《嘉祐》新补药，见陈藏器、孟诜、萧炳、陈士良、日华子。

② 主霍乱……破症结：《本草纲目·谷部第二十五卷·曲》注引为孟诜语，可参。

二〇七、穬麦^①

穬麦，主轻身，补中，不动疾。

【校注】

① 穬（kuàng 况）麦：大麦的一种。

二〇八、荞麦^①

荞麦，味甘，平，寒，无毒。实肠胃，益气力，久食动风，令人头眩。和猪肉食之，患热风，脱人眉须。虽动诸病，犹挫丹石。能炼五脏滓秽，续精神。作饭与丹石人，食之良。其饭法，可蒸，使气馏，于烈日中暴，令口开，使舂^②取仁作饭。叶，作茹^③食之，下气，利耳目。多食即微泄。烧其穰作灰，淋洗六畜疮，并驴马躁蹄。

寒。难消，动热风，不宜多食^④。【医】

荞麦，虽动诸病，犹压丹石。能练五脏滓，续精神。其叶可煮作菜食，甚利耳目，下气。其茎为灰，洗六畜疮疥及马扫蹄，至神⑤。【医】

【校注】

① 荞麦：此条为《嘉祐》新补药，见陈藏器、孟诜、萧炳、陈士良、日华子。

② 春：政和本、柯大观本作"春"，非。

③ 茹：菜。

④ 寒……多食：语出《医心方·卷三十·五谷部第一》"荞麦"条引孟诜语。

⑤ 荞麦……至神：语出《医心方·卷三十·五谷部第一》"荞麦"条引膡玄子张语。

二〇九、藊豆①

藊豆，疗霍乱吐痢不止，末和醋服之，下气。又，吐痢后转筋，生捣叶一把，以少酢浸②汁，服之，立差。其豆如绿豆，饼食亦可。

微寒。主呕逆，久食，头不白。患冷气人勿食。其叶治瘕，和醋煮。理转筋，叶汁醋服，效。

【校注】

① 藊豆：扁豆。

② 浸：柯大观本作"浸取"。

二一〇、豉

豉，能治久盗汗患者，以一①升微炒，令香，清酒三升渍。满三日取汁，冷暖任人服之，不差，更作三两剂，即止。

陕府②豉汁，甚胜于常豉。以大豆为黄蒸③，每一斗加盐四升，椒四两，春三日，夏两日，冬五日即成。半熟，加生姜五两，既絜④且精，胜埋于马粪中，黄蒸，以好豉心代之。

【校注】

① 一：柯大观本作"二"。

② 陕府：陕州，治陕县（今县东北陕县老城）。

③ 黄蒸：指黄蒸曲。

④ 絜："洁"的古字，干净。柯大观本作"洁"。

二一一、绿豆

绿豆①，平。诸食法，作饼炙食之佳。谨按：补益和五脏，安精神，行十二经脉。此最为良。今人食皆挞②去皮，即有少拥③气。若愈病，须和皮，故不可去。又，研汁，煮饮服之，治消渴。又，去浮风，益气力，润皮肉。可长食之。

【校注】

① 绿豆：柯大观本作"豆苗"。

② 挞（tà 踏）：拍打。

③ 拥：柯大观本作"许"。

二一二、白豆①

平。无毒。补五脏，益中，助十二经脉，调中②，暖肠胃。叶，利五脏，下气。嫩者可作菜食。生食之亦佳③，可常食。

【校注】

① 白豆：此条为《嘉祐》新补药，见孟诜及日华子。

② 中：柯大观本作"和"。

③ 佳：柯大观本作"妙"。

二一三、醋①

醋，多食损人胃，消诸毒气，能治妇人产后血气运②。取美清醋热③煎，稍稍含之即愈。又，人口有疮，以黄蘗皮醋渍，含之即愈。又，牛④马疫病，和灌之。服诸药，不可多食。不可与蛤肉同食，相反⑤。又，江外人多为米醋，北人多为糟醋。发诸药，不可同食。研青木香服之⑥，止卒心痛、血气等。又，大黄涂肿，米醋飞丹⑦用之。

治疿癣，醋煎大黄，生者甚效。用米醋佳，小麦醋不及，糟多妨忌。大麦醋，微寒。余如小麦也。气滞风壅，手臂脚膝痛，炒醋糟裹之，三两易，当差。人食多，损腰肌脏。

多食损人胃。消诸毒气，煞耶⑧毒。妇人产后血运，含之即愈⑨。【医】

【校注】

① 醋:《医心方》在"酢酒"条。

② 运:通"晕"。下同。

③ 热:柯大观本无。

④ 牛:柯大观本作"治"。

⑤ 相反:指两种药物合用,可能产生毒性或副作用。

⑥ 研青木香服之:《医心方·卷第六·治心痛方第三》引孟诜《食经》"治心痛方":"酢研青木香服之。"

⑦ 飞丹:道家炼制的丹药。一说指炼制药物的方法。

⑧ 耶:通"邪"。

⑨ 多食……即愈:语出《医心方·卷三十·五谷部第一》"酢酒"条引孟诜语。

二一四、糯米①

糯米,寒。使人多睡。发风,动气,不可多食。又,霍乱后吐逆不止,清水研一碗,饮之即止。

【校注】

① 糯米:政和本、柯大观本在"稻米"条内,据义此条名称当改为"糯米"。

二一五、酱

主火毒,杀百药,发小儿无辜①。小麦酱不如豆。又,榆仁酱亦辛美，杀诸虫，利大小便，心腹恶气。不宜多食。又，芜荑酱，功力强于榆仁酱，多食落发。獐、雉②、兔及鲤鱼酱，皆不可多食，为陈久故也。

二一六、冬葵①

葵，冷。主疳疮生身面上，汁黄者，可取根，作灰，和猪脂，涂之。其性冷，若热食之，令②人热闷甚，动风气。久服丹石人，时吃一顿佳也。冬月，葵菹③汁。服丹石人，发动，舌④干，咳嗽，每食后饮一盏，便卧少时。其子，患疮者，吞一粒，便作头。女人产时，可煮顿服之，佳。若生时困闷，以子一合，水二升，煮取半升，去滓，顿服之，少时便产。

主患肿，未得⑤头破者，三日后，取葵子一百⑥粒，吞之，当日疮头开。又，凡有难产，若生未得者，取一合捣破，以水二升，煮取一升已下，只⑦可半升，去滓，顿服之，则小便与儿便出。切须在意，勿上厕。昔有人如此，立扑儿入厕中。又，细锉⑧以水煎服一盏。食之，能滑小肠。女人⑨产时，煮一顿食，令儿易生。天行病后⑩，食一顿，便失目。吞钱不出，煮汁⑪，冷，饮之，即出。无蒜勿食。四季月⑫食生葵，令饮食不消化，发宿疾。又，霜葵⑬生食，动五⑭种留饮。黄葵尤忌。

若热者食之，亦令热闷⑮。【医】

【校注】

① 冬葵：又名冬苋菜、滑滑菜、土黄芪等。 政和本、柯大观本作"冬葵子"。

② 令：柯大观本作"亦令"。

③ 菹（zū 租）：酱菜、腌菜。 一说为齑。《本草纲目·草部第十六卷·葵》："丹石发动，口干咳嗽者，每食后饮冬月葵齑汁一盏，便卧少时。"可参。

④ 舌：《本草纲目·草部第十六卷·葵》："丹石发动，口干咳嗽者……"可参。

⑤ 得：柯大观本作"有"。

⑥ 一百：柯大观本作"二百"。

⑦ 只：柯大观本作"日"。

⑧ 细锉：谢本考诸《药性论》及《本草图经》近似方，在此前补"苗叶"二字。可参。

⑨ 女人：谢本考诸《药性论》及《本草图经》近似方，在此前补"叶"字。 可参。

⑩ 天行病后：谢本考诸《药性论》及《本草图经》近似方，在此前补"根"字。可参。

⑪ 煮汁：谢本考诸《药性论》及《本草图经》近似方，在此前补"根"字。 可参。

⑫ 季月：每季的最后一个月。

⑬ 霜葵：应指经霜之葵。

⑭ 五：柯大观本作"三"。

⑮ 若热者食之，亦令热闷：语出《医心方·卷三十·五菜部第四》"葵菜"条引孟诜语。

二一七、苋①

苋，补气，除热。其子明目。九月霜后采之。叶亦动气，令人烦闷，冷中，损腹。

叶食动气②，令人烦闷，冷中，损腹。不可与鳖肉同食，生鳖症。又，取鳖甲如豆片大者，以苋菜，封裹之，置于土坑内，上以土盖之，一宿，尽变成鳖儿也。又，五月五日采苋菜，和马齿苋为末，等分调，与妊娠服之，易产。

二一八、胡荽①

味辛，温，一云微寒，微毒。消谷，治五脏，补不足。利大小肠，通小腹气，拔四肢热，止头痛，疗沙疹、豌豆疮不出，作酒喷之立出。通心窍，久食令人多忘。发腋臭、脚气。根，发痼疾。子，主小儿秃疮，油煎傅之。亦主蛊、五痔及食肉中毒下血。煮，冷取汁服。并州②人呼为③香荽。入药炒用④。

平。利五脏，补筋脉。主消谷能食。若食多，则令人多忘。又食着诸毒肉，吐下血不止，顿痞⑤黄者，取净胡荽子一升，煮食⑥腹破，取汁，停冷，服半升，一日一夜，二服即止。又，狐臭、䘌齿病人，不可食，疾更加。久冷人，食之，脚弱，患气，弥⑦不得食。又，不得与斜蒿⑧同食，食之⑨令人汗臭难差。不得久食，此是熏菜⑩，损人精神。秋冬捣子，醋煮，熨肠头出，甚效。可和生菜食，治肠风。热饼裹食甚良⑪。

食之，消谷。久食之，多忘⑫。【医】

利五脏不足，不可多食，损神⑬。【医】

【校注】

① 胡荽：此条部分内容为《嘉祐》新补药，见孟诜、陈藏器、萧炳、陈士良、日华子。

② 并州：古州名。 大约为今河北保定和山西太原、大同一带。

③ 为：柯大观本脱。

④ 味辛，温……炒用：为《嘉祐》新补药，见孟诜、陈藏器、萧炳、陈士良、日华子。

⑤ 痦：柯大观本作"痎"。 谢本疑恐为"瘘"。 可参。

⑥ 食：据义恐非，疑其后脱"令"。 谢本作"使"，可参。

⑦ 弥：更加。

⑧ 斜蒿：指邪蒿。

⑨ 之：柯大观本脱。

⑩ 熏菜：有气味的菜。 熏，通"荤"。

⑪ 平……甚良：语出政和本"胡荽"条引《食疗》语。

⑫ 食之……多忘：语出《医心方·卷三十·五菜部第四》"胡荽"条引孟诜语。

⑬ 利五脏……损神：语出《医心方·卷三十·五菜部第四》"胡荽"条引瘕玄子张语。

二一九、邪蒿①

味辛，温、平，无毒。似青蒿细软。主胸膈中臭烂恶邪气。利肠胃，通血脉，续不足气。生食微动风气，作羹食良。不与胡荽同食，令人汗臭气。

【校注】

① 邪蒿：此条为《嘉祐》新补药，见孟诜、陈藏器、萧炳、陈士良、日华子。

二二〇、同蒿①

平。主安心气，养脾胃，消水饮。又，动风气，熏人心，令人气满，不可多食。

【校注】

① 同蒿：此条为《嘉祐》新补药，见孟诜、陈藏器、萧炳、陈士良、日华子。

二二一、罗勒①

味辛，温，微毒。调中消食，去恶气，消水气，宜生食。又，疗齿根烂疮，为灰用甚良。不可过多食，壅关节，涩荣卫，令血脉不行。又，动风发脚气。患㽲，取汁服半合，定。冬月用干者煮之。子，主目翳及物入目，三五颗致②目中，少顷当湿胀，与物俱出。又，疗风赤眵③泪。根，主小儿黄烂疮，烧灰傅之佳。北人呼为兰香，为石勒④讳也。

【校注】

① 罗勒：又名九层塔、金不换等。此条为《嘉祐》新补药，见孟诜、陈藏器、萧炳、陈士良、日华子。本条后有双行小字注："此有三种：一种堪作生菜；

　　一种叶大，二十步内闻香；一种似紫苏叶。"

② 致：放置。

③ 眵：眼睛分泌出来的液体凝结成的淡黄色的东西，俗称"眼屎"。

④ 石勒（274—333）：后赵明帝。 字世龙，原名匐勒，羯族，十六国时期后赵的
　　建立者。

二二二、石胡荽①

　　寒，无毒。通鼻气，利九窍，吐风痰，不任食。亦去翳，熟按内鼻中，翳自落。俗名鹅不食草。

【校注】

① 石胡荽：此条《嘉祐》为新补药，见孟诜、陈藏器、萧炳、陈士良、日华子。

　　本条后有"已上五种新补见孟诜、陈藏器、萧炳、陈士良、日华子"之文。

　　谓上述五条内容出自五家，不再细分。

二二三、芜菁①

　　蔓菁②，消食下气。其子九蒸九暴，捣为粉，服之长生。压油涂头，能变蒜发③。又，研子，入面脂，极去皱。又，捣子，水和服，治热黄，结实不通，少顷，当泻一切恶物，沙石、草、发并出。又利小便。又，女子妒乳肿，取其根，生捣后，和盐醋浆水，煮取汁，洗之，五六度差。又，捣和鸡子白封之，亦妙。

　　温，下气④，治黄疸，利小便。根主消渴，治热毒风肿。食，令人气胀满。

【校注】

① 芜菁：政和本、柯大观本作"芜菁及芦菔"，政和本卷前目录中其后有"即蔓菁也"字样。"菘菜"条内亦夹有部分内容，可参。

② 蔓菁：芜菁的别名。

③ 蒜发：壮年人的花白头发。亦泛指斑白的头发。

④ 下气：谢本据《嘉祐》补为"消食，下气"。可参。

二二四、冬瓜①

冬瓜，益气，耐老，除胸心②满，去头面热。热者食之佳，冷者食之瘦人。

益气，能③老，除心胸满。取瓜子七升，下同白瓜条，压丹石，又取瓜一颗，和桐叶，与猪肉食之。一冬更不要与诸物食，自然不饥，长三四倍矣。又，煮食之，炼五脏，为下气故也。欲得瘦轻健者，则可长食之，若要肥则勿食④。

取冬瓜仁七升，以绢袋盛之，投三沸汤中，须臾出，暴干，如此三度止。又与清苦酒渍，经一宿，暴干为末，日服之方寸匕，令人肥悦，明目，延年不老。又，取子三五升，退去皮，捣为丸。空腹服⑤三十丸，令人白净如玉⑥。

肺热，消渴，取濮瓜去皮，每食后嚼吃三二两，五七度良⑦。

冬瓜，寒。上主治小腹水鼓胀。又，利小便，止消渴。又，其子，主益气，耐老，除心胸气满，消痰止烦。又，冬瓜子七升，绢袋盛，投三沸汤中，须臾曝干，又内汤中，如此三度乃止。曝干，与滑苦酒浸之一宿，曝干，为末，服之方寸匕，日二服。令人肥悦。又，明目，延年不老。案经：压丹石，去头面热风。又，热发者，服之良。患冷人，勿食之，令人益瘦。取冬瓜一颗，和桐叶与猪食之，一冬更不食诸物，其猪肥长三四倍矣。又，煮食之，能炼五脏精细。欲得肥者，勿食之，为下气。欲瘦小轻健者，食之甚健人。又，冬瓜仁三升，退去皮壳，捣为丸。空腹及食后，各服廿丸，令人面滑净如玉，可入面脂中用⑧。【残】

寒。多食发癉黄，动宿冷病。又，瘕癖⑨人，不可多食之⑩。【医】

冬瓜，食之，压丹石，去头面热⑪。【医】

【校注】

① 冬瓜：政和本、柯大观本"白冬瓜""白瓜子"分条，今并为一条。

② 胸心：敦煌本作"心胸气"。谢本谓政和本、《嘉祐》本均脱"气"。可参。

③ 能：柯大观本作"耐"。

④ 若要肥则勿食：此句后诸本有："孟诜说……"，为"濮瓜（冬瓜别名）"内容，放在"冬瓜"条最后。

⑤ 服：柯大观本脱。

⑥ 取冬瓜仁七升……白净如玉：此段为"白瓜子"条引孟诜语。

⑦ 肺热……良：此句政和本附在"白冬瓜"条下引孟诜语。濮瓜实为冬瓜别名，故不单列，列于"冬瓜"条最后。

⑧ 冬瓜……中用：语出残卷本"冬瓜"条。

⑨ 瘕癖：腹部、两胁积聚胀痛。

⑩ 寒……多食之：语出《医心方·卷三十·五菜部第四》"白瓜子"条引孟诜语。

⑪ 冬瓜……头面热：语出《医心方·卷三十·五菜部第四》"冬瓜"条引曆玄子

张语。

二二五、甜瓜①

瓜蒂，主身面、四肢浮肿，杀蛊②，去鼻中瘜③肉，瘥④黄、黄疸及暴急黄。取瓜蒂、丁香，各七枚，小豆七粒，为末，吹黑豆许于鼻中，少时黄水出，差。其子热，补中宜人。瓜，有毒，止渴益气，除烦热，利小便，通三焦壅塞⑤气，多食令人阴下湿痒，生疮，动宿冷病。症癖人，不可食之⑥。若食之，饱胀，入水自消。多食，令人惙惙⑦虚弱，脚手无力。叶，生⑧捣汁，生发。又，补中，打损折，碾末酒服，去瘀血，治小儿疳。《龙鱼河图》⑨云：瓜有两鼻者杀人，沉水者杀人，食多腹胀，可食盐，花⑩成水。

寒，有毒。止渴，除烦热，多食令人阴下湿痒，生疮。动宿冷病，发虚热，破腹。又，令人惙惙弱，脚手无力。少食即止渴，利小便，通三焦间⑪拥塞气。兼主口鼻疮⑫。叶，治人无发，捣汁涂之即生。

甜瓜，寒。上止渴，除烦热。多食，令人阴下痒湿，生疮。又，发痹黄，动宿冷病，患症瘕人，不可食瓜。其瓜蒂，主治身面、四支浮肿，杀虫，去鼻中息肉，阴痒黄及急黄。又，生瓜叶，捣取汁，治人头不生毛发者，涂之即生。案经：多食，令人羸惙虚弱，脚手少力。其子热，补中焦，宜人。其肉，止渴，利小便，通三焦间拥寒气。又方，瓜蒂七枚，丁香七枚，捣为末，吹鼻中，少时治痈气，黄汁即出，差⑬。【残】

① 甜瓜：政和本、柯大观本分"瓜蒂""甜瓜〔新补药〕"两条。今据义并为一条。

② 蛊：柯大观本作"虫"。

③ 瘜："息"的古字。

④ 癊：同"阴"。

⑤ 塞：柯大观本作"寒"。下同。

⑥ 之：柯大观本无。

⑦ 惙惙（chuò 绰）：疲乏；虚弱。

⑧ 生：柯大观本作"上"，误。

⑨《龙鱼河图》：汉代纬书之一。原书已佚，作者不详。

⑩ 花：通"化"。

⑪ 间：柯大观本作"开"。

⑫ 寒……口鼻疮：收在政和本、柯大观本"甜瓜"条，为《嘉祐》新补药，见《千金方》及孟诜、陈藏器、日华子。

⑬ 甜瓜……差：语出残卷本"甜瓜"条。

二二六、胡瓜①

胡瓜叶，味苦。平。小毒。主小儿闪癖②。一岁服一叶，已上斟酌与之。生接绞汁服，得吐下。根，捣傅胡刺毒肿。

其实③，味甘，寒，有毒。不可多食，动寒热，多疟病，积瘀热，发痓气，令人虚热，上逆少气，发百病及疮疥，损阴血脉气，发脚气。天行后，不可食。小儿切忌，滑中，生疳虫。不与醋同食。北人亦呼为黄瓜，为石勒讳，因而不改。

胡瓜，寒。不可多食，动风及寒热。又，发疰疟，兼积瘀血。案：多食令人虚热上气，生百病消人阴，发疮及发痃气及脚气，损血脉。天行后不可食。小儿食发痢，滑中，生甘④虫。又，不可和酪食之，必再发。又，捣根傅胡刺毒肿，甚良⑤。【残】

寒，不可多食，动寒热，发疟病⑥。【医】

发痃气，生百病，消人阴，发诸疮疥，发脚气，天行后，卒不可食之。必再发⑦。【医】

【校注】

① 胡瓜：此条为《嘉祐》新补药，见《千金方》及孟诜、陈藏器、日华子。政和本、柯大观本作"胡瓜叶"。

② 闪癖：腹内积块。头发竖立，发黄，全身瘦弱，一种消化不良性疾病。

③ 实：政和本误作"贯"。

④ 甘：当为"疳"。

⑤ 胡瓜……甚良：语出残卷本"胡瓜"条。

⑥ 寒……疟病：语出《医心方·卷三十·五菜部第四》"胡瓜"条引孟诜语。

⑦ 发痃气……必再发：语出《医心方·卷三十·五菜部第四》"胡瓜"条引赜玄子张语。

二二七、越瓜

小儿夏月不可与食，又，发诸疮，令人虚弱。冷中，常令人脐下为症，痛不止。又，天行病后，不可食。

越瓜，寒。上主治利阴阳，益肠胃，止烦渴，不可久食，发痢。案：此物动风。虽止渴，能发诸疮。令人虚，脚弱，虚不能行。小儿夏月不可与食，成痢，发虫，令人腰脚冷，脐下痛。患时疾后，不可食。不得和牛乳及酪食之。又不可空腹和醋食之，令人心痛①。【残】

寒，利阳。益肠胃，止渴，不可久食，动气，虽止渴，仍发诸疮，令虚脚不能行立②。【医】

————————————

【校注】

① 越瓜……心痛：语出残卷本"越瓜"条。

② 寒……行立：语出《医心方·卷三十·五菜部第四》"越瓜"条引孟诜语。

二二八、芥①

芥，煮食之，亦动气。生食，发丹石，不可多食。

主咳逆，下气，明目，去头面风。大叶者良。煮食之动气，犹胜诸菜。生食发丹石。其子，微熬，研之，作酱，香美，有辛气。能通利五脏。其叶，不可多食。又，细叶有毛者，杀人。

生食，发丹石。不可多食②。【医】

————————————

【校注】

① 芥：芥菜。

二二九、莱菔①

萝葡，性冷，利五脏，轻身。根服之，令人白净肌细。

萝菔，冷，利五脏关节，除五脏中风。轻身益气。根，消食下气。又云：甚利关节，除五脏中风，练五脏中恶气。令人白净②。【医】

【校注】

① 莱菔：萝卜的异名。《医心方》称芦菔，亦异名。

② 萝菔……白净：语出《医心方·卷三十·五菜部第四》"芦菔"条引孟诜语。

二三〇、菘菜①

温。治消渴。又，发诸风冷。有热人食之，亦不发病，即明其性冷。《本草》云：温。未②解。又，消食，亦少下气。九英菘③出河西，叶及④大根亦粗长，和羊肉甚美。常食之，都不见发病。其冬月作菹，煮作羹，食之，能消宿食，下气治嗽。诸家商略⑤，性冷，非温。恐误也。又，北无菘菜，南无芜菁。其蔓菁子细，菜⑥子粗也。

腹中冷病者，不服，有热者服之，亦不发病。其菜性冷⑦。【医】

【校注】

① 菘菜：白菜。

② 未：政和本作"末"，误。

③ 九英菘：又名蔓菁、芜菁、诸葛菜。

④ 及：柯大观本作"极"。

⑤ 商略：评论。

⑥ 菜：谢本疑前脱"菘"字。可参。

⑦ 腹中冷病者……性冷：语出《医心方·卷三十·五菜部第四》"菘菜"条引孟诜语。

二三一、荏子①

荏子，其叶性温。用时捣之。治男子阴肿，生捣和醋封之。女人绵裹内，三四易。

主咳逆，下气。其叶杵之，治男子阴肿。谨按：子，压作油用，亦少破气，多食发心闷。温，补中益气，通血脉，填精髓。可蒸令熟，烈日干之，当口开，春②取米食之，亦可休粮。生食，止渴润肺。

【校注】

① 荏子：白苏子的别名，亦名玉竹子。

② 春：柯大观本作"椿"。

二三二、龙葵①

其味苦，皆揉去汁食之。

主丁肿，患火丹疮，和土杵，傅之尤良。

其子疗甚妙。其赤其赤珠者②，名龙珠，久服变发长黑。令人不老③。【医】

【校注】

① 龙葵：龙葵草，又名天茄子、黑天天、苦葵等。

② 其赤其赤珠者：疑衍"其赤"二字。谢本作"其赤珠者"。可参。

③ 其子疗甚妙……不老：语出《医心方·卷三十·五菜部第四》"龙葵"条引孟诜语。谢本谓"其子疗"三字之后当有脱文，考《唐本草》"其子疗丁肿"、《药性论》"能明目轻身，子甚良"，可参。

二三三、苜蓿

患疳黄人，取根生捣，绞汁服之良。又，利五脏，轻身，洗去脾胃间邪气，诸恶热毒。少食好，多食当冷气入筋中，即瘦人。亦能轻身健人，更无诸益。

彼处人采根，作土黄芪也。又，安中，利五脏，煮和酱食之。作羹亦得。

二三四、荠①

荠子，入治眼方中用。不与面同食，令人背闷。服丹石人不可食。

补五脏不足。叶，动气②。【医】

荠不可与面同食之，令人闷③。【医】

――――――――

【校注】

① 荠：荠菜。

② 补五脏不足……动气：语出《医心方·卷三十·五菜部第四》"荠"条引孟诜语。

③ 荠不可……令人闷：语出《医心方·卷二十九·合食禁第十一》引孟诜《食经》语。

二三五、蕨

寒。补五脏不足气。壅经络筋骨间毒气，令人脚弱不能行。消阳事，令眼暗，鼻中塞，发落，不可食。又，冷气人食之多腹胀①。

令人脚弱不能行，消阳事，缩玉茎。多食令人发落，鼻塞，目暗。小儿不可食之，立行不得也②。【医】

――――――――

【校注】

① 寒……腹胀：为政和本所收"陈藏器余"中引《食疗》之文。

② 令人……不得也：语出《医心方·卷三十·五菜部第四》"蕨"条引孟诜语。

二三六、翘摇①

疗五种黄病。生捣汁服一升，日二，差。甚益人，利②五脏，明耳目，去热风，令人轻健。长食不厌，煮熟吃佳。若生吃，令人吐水。

【校注】

① 翘摇：本条为政和本所收"陈藏器余"中引《食疗》之文。

② 利：柯大观本作"和"。

二三七、蓼实^①

蓼子多食，令人吐水。亦通五脏拥气，损阳气。

【校注】

① 蓼实：蓼子、水蓼子。

二三八、葱^①

葱，温。根主疮中有水风^②肿疼痛者，冬葱最善。宜冬月食，不宜多，虚人。患气者，多食发气，上冲人，五脏闭绝，虚人胃。开骨节，出汗，故温尔。

叶，温。白，平。主伤寒壮热、出汗中风，面目浮肿，骨节头疼，损发鬓。葱白及须，平。通气，主伤寒头痛。又，治疮中有风水肿疼^③，取青叶，干姜^④、黄蘖相和，煮作汤，浸洗之，立愈。冬月食不宜多，只可和五味用之。上冲人^⑤，五脏闭绝。虚人患气者多食发气，为通和关节，出汗之故也。少食则得，可作汤饮。不得多食，恐拔气，上冲人，五脏闷绝。切不得^⑥与蜜相和食之，促人气，杀人。又，止血衄，利小便。

【校注】

① 葱：政和本、柯大观本作"葱实"。

② 水风：据下文，似应为"风水"。

③ 疼：柯大观本后有"秘涩"二字。

④ 干姜：柯大观本作"同干姜"。

⑤ 人：柯大观本作"入"。下同。

⑥ 得：柯大观本作"可"。

二三九、韭

热病后十日，不可食热韭，食之即发困。又，胸痹，心中急痛如锥刺，不得俯仰，白①汗出。或痛彻背上，不治或至死，可取生韭或根五斤，洗捣汁，灌少许，即吐胸中恶血。

亦可作菹，空心食之，甚验。此物煠②熟，以盐、醋，空心吃一碟，可十顿已上。甚治胸膈咽③气，利胸膈甚验。初生孩子，可捣根汁灌之，即吐出胸中恶血，永无诸病。五月勿食韭。若值时馑④之年，可与米同地⑤种之，一亩可供十口食。

冷气人，可煮长服之⑥。【医】

【校注】

① 白：尚大观本作"自"，可参。

② 煠（zhá 炸）：食物放入油或汤中，一沸而出。柯大观本作"炸"。

③ 咽：政和本作"因"，非。

④ 馑（jǐn 紧）：荒年。

⑤ 地：柯大观本作"功"。

⑥ 冷气人……服之：语出《医心方·卷三十·五菜部第四》"韭"条引孟诜语。

二四〇、薤

薤，疗诸疮中风水肿，生捣，热涂上，或煮之。白色者，最好。虽有辛①，不荤②五脏。学道人长服之，可通神，安魂魄，益气，续筋力。

轻身耐老。疗金疮，生肌肉。生捣薤白，以火封之。更以火就灸，令热气彻③疮中，干则易之。白色者最好，虽有辛气，不荤人五脏。又，发热病，不宜多食，三月勿食生者。又，治寒热，去水气，温中，散结气，可作羹。又，治女人赤白带下。学道人长服之，可通神，安魂魄，益气，续筋力。骨鲠在咽不去者，食之即下。

薤，可作宿菹，空腹食之④。【医】

长服之，可通神灵，甚安魂魄，续筋力⑤。【医】

【校注】

① 辛：据下文应指"辛气"。

② 荤：刺激。

③ 彻：通；透。

④ 薤……食之：语出《医心方·卷六·治心腹胀满方第六》引孟诜《食经》语。

⑤ 长服之……续筋力：语出《医心方·卷三十·五菜部第四》"蕹"条引孟诜语。

二四一、蒃菜①

蒃菜，又捣之，与时疾②人服，差。子煮半生，捣取汁含，治小儿热。

_____

【校注】

① 蒃菜：甜菜。

② 时疾：季节性流行病。

二四二、假苏①

荆芥多食，熏人五脏神。

性温。辟邪气，除劳，传送五脏不足气，助脾胃。多食熏五脏神。通利血脉，发汗，动渴疾。又，杵为末，醋和封风毒肿上。患丁肿，荆芥一把，水五升，煮取三②升，冷，分二服。

荆芥一名析蓂③。

_____

【校注】

① 假苏：别名荆芥。

② 三：柯大观本作"二"。

③ 荆芥一名析蓂：语出政和本等本草书载陈藏器引张鼎《食疗》语："陈藏器按张鼎《食疗》云：荆芥一名析蓂。《本经》既有荆芥，又有析蓂，如此二种，

定非一物。 析蓂是大荠。 大荠是葶苈子。 陶、苏大误。 与假苏又不同，张鼎亦误尔。"《本经》，指《神农本草经》。 陶、苏指陶弘景和苏敬。

二四三、苏[①]

紫苏，除寒热，治冷气。

【校注】

① 苏：据义当指紫苏。

二四四、水苏[①]

鸡苏，一名水苏。熟捣生叶绵裹塞耳，疗聋。又，头风目眩者，以清酒煮汁，一升服。产后中风服之，弥佳。可烧作灰汁及以煮汁洗头，令发香，白屑不生。又，收讫[②]酿酒及渍酒，常服之佳。

【校注】

① 水苏：别名鸡苏。

② 讫：柯大观本作"干"。

二四五、香薷[①]

香菜，温。又云：香戎，去热风。生菜中食，不可多食。卒转筋，可煮汁顿服半升止。又，干末止鼻衄，以水服之。

二四六、薄荷

平。解劳，与薤相宜。发汗通利关节。杵汁服，去心脏风热。

二四七、秦荻梨①

秦荻梨，于生菜中，最香美，甚破气。又，末之和酒服，疗卒心痛，悒悒②塞满气。又，子末，和大③醋，封肿气，日三易。

【校注】

① 秦荻梨：《本草纲目·菜部第二十七卷·秦荻藜》："《山海经》云：秦山有草，名曰藜，如荻，可以为菹。 此即秦荻藜也。 盖亦藜类，其名亦由此得之。"可参。

② 悒悒（yìyì 益益）：积滞郁结。

③ 和大：柯大观本作"以和"。

二四八、瓠子①

瓠，冷。主消渴恶疮。又，患脚气及虚胀冷气人，不可食之，尤甚。又，压热。服丹石人，方可食，余人不可辄食。

瓠子，冷。上主治消渴，患恶疮、患脚气虚肿者，不得食之，加甚。案经：治热风及服丹石人，始可食之。除此一切人，不可食也。患冷气人食之，加甚。又发固②疾③。【残】

【校注】

① 瓠子：政和本、柯大观本作"苦瓠"。

② 固："痼"的古字。

③ 瓠子……固疾：语出残卷本"瓠子"条。

二四九、葫①

蒜，久服损眼伤肝。治蛇咬疮，取蒜去皮，一升捣，以小便一升煮三四沸，通人②，即入渍损处，从夕至暮。初被咬未肿，速嚼蒜，封之，六七易。又，蒜一升去皮，以乳二升，煮使烂，空腹顿服之，随后饭压之。明日依前进服，下一切冷毒风气。又，独头者一枚，和雄黄、杏仁，研为丸，空腹饮下三丸，静坐少时，患鬼气者，当汗③出即差。

除风杀虫。

【校注】

① 葫：大蒜的别名。

② 通人：谢本疑原作"适人"。可参。

③ 汗：政和本作"毛"，恐误。

二五〇、蒜①

小蒜，亦主诸虫毒，丁肿，甚良。不可常食。

主霍乱消谷，治胃，温中，除邪气。五月五日采者上。又，去诸虫毒、丁肿毒疮甚良。不可常食。

大蒜，热。除风，煞虫毒气②。【医】

【校注】

① 蒜：政和本、柯大观本此条下标有"小蒜也"。

② 大蒜……毒气：语出《医心方·卷三十·五菜部第四》"蒜"条引孟诜语。大，据义疑为"小"之误。

二五一、胡葱①

胡葱，平。主消谷，能食。久食之，令人多忘。根发痼疾。又，食著诸毒肉，吐血不止，痿黄悴者，取子一升，洗煮使破，取汁停冷。服半升，日一服，夜一服，血定止。又，患胡臭䘌齿人，不可食，转极甚。谨按：利五脏不足气，亦伤绝血脉气。多食损神，此是熏物耳。

【校注】

① 胡葱：又名干葱、冬葱、回回葱等。谢本引中尾万三语疑与"胡荽"同条。可参。

二五二、莼①

莼菜，和鲫鱼作②羹，下气止呕。多食发痔。虽冷而补热。食之亦拥气不下，甚③损人胃及齿，不可多食，令人颜色恶。又，不宜和醋食之，令人骨痿。少食补大小肠，虚气。久食损毛发。

多食④，动痔。【医】

【校注】

① 莼（chún 纯）：莼菜。

② 作：柯大观本无。

③ 甚：柯大观本脱。

④ 多食，动痔：语出《医心方·卷三十·五菜部第四》"莼"条引孟诜语。

二五三、水芹①

水芹，寒。养神，益力，杀药毒。置酒、酱中香美。又，和醋食之，损齿。生黑滑地，名曰水芹，食之不如高田者宜人。余田中皆诸虫子在其叶下，视之不见，食之与人为患。高田者名白芹。

寒，养神，益力，令人肥健，杀石药毒。

食之，养神，益力，杀石药毒②。【医】

于醋中食之，损人齿，黑色。若食之时，不如高田者宜人。

其水者有虫，生子。食之与人患③。【医】

【校注】

① 水芹：又名楚葵、水英、芹菜、水芹菜、野芹菜、马芹、河芹等。

② 食之……药毒：语出《医心方·卷三十·五菜部第四》"芹"条引孟诜语。

③ 于醋中……与人患：语出《医心方·卷三十·五菜部第四》"芹"条引陷玄子张语。

二五四、马齿苋

马齿苋，又，主马毒疮。以水煮，冷服一升，并涂疮上。湿癣白秃，以马齿膏和灰，涂效。治疳痢及一切风，傅杖疮良。及煮一碗，和盐、醋等，空腹食①之，少时当出尽白虫矣。

延年，益寿，明目。患湿癣、白秃，取马齿膏涂之。若烧灰傅之，亦良。作膏主三十②六种风，可取马齿苋一硕，水可③三④硕，蜡三两，煎之成膏。亦治疳痢，一切风。又，可细切煮粥，止痢，治腹痛。

【校注】

① 食：柯大观本作"服"。

② 三十：柯大观本作"卅"。

③ 可：大约。

④ 三：柯大观本作"二"。

二五五、茄子①

落苏，平。主寒热，五脏劳。不可多食，熟者少食无畏。又，醋摩之，傅肿毒。

平。主寒热，五脏劳。不可多食，动气，亦发痼疾。熟者少食之无畏。患冷人不可食，发痼疾②。又，根主冻脚疮，煮汤浸之。

【校注】

① 茄子：又名落苏。

② 发痼疾：政和本无。

二五六、蘩蒌①

不用②令人长食之，恐血尽③。或云：蘠蒌即藤也，人④恐白软草是。

又方，捣蘩蒌封上⑤。【医】

煮作羹，食之，甚益人⑥。【医】

【校注】

① 蘩（ǐ 吕）蒌：又名繁缕、鹅肠菜、鹅儿肠菜等。后世多写作"蘩缕"。

② 不用：疑为"干用"。《本草纲目·菜部第二十七卷·蘩缕》："《别录》曰：繁缕，五月五日日中采，干用。"可参。

③ 令人……恐血尽：《本草纲目·菜部第二十七卷·蘩缕》："诜曰：能去恶血。不可久食，恐血尽。"可参。

④ 人：柯大观本作"又"。

⑤ 又方……封上：语出《医心方·卷三·治中风隐疹疮方第十九》引孟诜《食经》语。

⑥ 煮作羹……益人：语出《医心方·卷三十·五菜部第四》"蘩蒌"条引胞玄子张语。

二五七、鸡肠草①

鸡肠草，温。作灰和盐，疗一切疮及风丹②遍身如枣大，痒痛者，捣封上，日五六易之。亦可生食，煮作菜食③，益人。去脂膏毒气。又，烧傅疳蜃。亦疗小儿赤白痢，可取汁一合，和蜜服之甚良。

温。作菜食之，益人。治一切恶疮，捣汁傅之。五月五日者验。

【校注】

① 鸡肠草：又名石胡荽、鹅不食草等，当与"蘩蒌"为同物异名。

② 风丹：荨麻疹。荨麻疹俗称"风疹块""发风丹"。

③ 食：柯大观本作"食之"。

二五八、白苣①

白苣，味苦寒，一云平。主补筋骨，利五脏，开胸膈拥气，通经脉，止脾气。令人齿白，聪明少睡，可常食之。患冷气人食，即腹冷，不至苦损人。产后不可食，令人寒中，小腹痛。

寒，主补筋力②。【医】

利五脏，开胸膈拥寒气，通经脉，养筋骨，令人齿白净，聪明少睡。可常常食之。有小冷气人食之，虽亦觉腹冷，终不损人。又，产后不可食之，令人寒中，少腹痛③。【医】

【校注】

① 白苣：此条为《嘉祐》新补药，见孟诜、陈藏器、萧炳。 政和本卷二十九谓："元附苦苣条下，今分条。"

② 寒，主补筋力：语出《医心方·卷三十·五菜部第四》"白苣"条引孟诜语。

③ 利五脏……少腹痛：语出《医心方·卷三十·五菜部第四》"白苣"条引晤玄子张语。

二五九、莴苣①

莴苣，冷，微毒。紫色者入烧炼药用，余功同白苣。

【校注】

① 莴苣：此条为《嘉祐》新补药，见孟诜、陈藏器、萧炳。 政和本、柯大观本引在"白苣"条内，今单列。

二六〇、落葵①

其子，悦泽人面，药中可用之。取蒸暴干，和白蜜涂面，鲜华②立见③。

其子令人面鲜华可爱。取蒸，烈日中曝④干，挼⑤去皮，取仁细研，和白蜜傅之，甚验。食此菜后，被狗咬，即疮⑥不差也。

【校注】

① 落葵：又名天露、木耳菜等。

② 鲜华：光彩。

③ 见："现"的古字，显现。

④ 曝：政和本作"爆"，非。

⑤ 按：柯大观本作"按"。

⑥ 疮：生疮。

二六一、堇菜①

堇，久食除心烦热，令人身重懈堕②。又，令人多睡，只可一两顿而已。又，捣傅热肿良。又，杀鬼毒，生取汁半升服，即吐出。

堇菜，味苦。主寒热，鼠瘘，瘰疬生疮，结核聚气。下瘀血。叶主霍乱，与香菉③同功。蛇咬，生研④傅之，毒即出矣。又，干末和油煎成，摩结核上，三五度，差⑤。

【校注】

① 堇菜：政和本作"堇"，柯大观本作"堇汁"。

② 懈堕：松弛无力。堕，通"惰"。柯大观本作"懈隋"。隋，"堕"的古字。

③ 香菉：香薷。柯大观本作"茂"，非。

④ 研：柯大观本作"杵"。

⑤ 差：柯大观本作“便差”。

二六二、葴菜①

葴菜，温。小儿食之，三岁不行。久食之，发虚弱，损阳气，消精髓，不可食。

小儿食葴菜②，便觉脚痛。【医】

【校注】

① 葴菜：鱼腥草。政和本、柯大观本作“葴”。

② 小儿……脚痛：语出《医心方·卷二十五·小儿禁食第十九》引孟诜《食经》语。

二六三、马芹子①

和酱食诸味良。根及叶，不堪食。卒心痛，子作末，醋服。

【校注】

① 马芹子：孜然的别名。

二六四、芸薹①

若先患腰膝，不可多食，必加极②。又，极损阳气，发口疮③，齿痛。又，能生腹中诸虫。道家特忌④。

【校注】

① 芸薹：别名油菜、芸苔、胡菜、薹菜等。

② 加极：加重。

③ 口疮：柯大观本作"疮口"。

④ 道家特忌：《本草纲目·菜部第二十六卷·芸薹》："道家特忌，以为五荤之一。"可参。

二六五、雍菜①

雍菜，味甘，平，无毒。主解野葛②毒，煮食之，亦生捣服之。岭南种之。

蔓生，花白，堪为菜。云南人先食雍菜，后食野葛，二物相伏③，自然无苦。又，取汁滴野葛苗，当时菸④死，其相杀如此。张司空云：魏武帝⑤啖野葛至一尺⑥。应是先食此菜也。

【校注】

① 雍菜：别名通菜、空心菜、藤菜等。此为《嘉祐》新补药，见孟诜、陈藏器、陈士良、日华子。

② 野葛：钩吻的别名。

③ 相伏：相互制约。

④ 菸（yū 淤）：枯萎。

⑤ 魏武帝：曹操。东汉末年著名的军事家、政治家和诗人，三国时期魏国的奠基人和主要缔造者，后为魏王。其子曹丕称帝后，追尊他为魏武帝。

⑥ 张司空……一尺：语出《三国志·魏书一·武帝纪第一》裴松之注引张华《博

物志》文，但《博物志》中未见此语。 张司空，即张华，西晋时期政治人物、文学家，官至司空。 著有《博物志》《张华集》等。

二六六、菠薐[1]

菠薐，冷，微毒。利五脏，通肠胃热，解酒毒。服丹石人，食之佳。北人食肉面，即平。南人食鱼鳖水米即冷。不可多食，冷大小肠。久食令人脚弱不能行。发腰痛，不与鳝鱼[2]同食。发霍乱吐泻。

――――――――――

【校注】

① 菠薐：菠菜。 又名波斯菜、鹦鹉菜。 此条为《嘉祐》新补药，见孟诜、陈藏器、陈士良、日华子。 唐代韦绚《刘宾客嘉话录》："菜之菠薐，本西国中有僧自彼将其子来，如苜蓿、蒲陶，因张骞而至也。 绚曰：岂非颇棱国将来，而语讹为菠薐耶？"

② 鳝鱼：黄鳝的别名。 柯大观本作"蛆鱼"，误。

二六七、苦荬[1]

苦荬，冷，无毒。治面目黄，强力止困，傅蛇虫咬。又，汁傅丁肿，即根出。蚕蛾出时，切不可取拗[2]，令蛾子青烂。蚕妇亦忌食。野苦荬五六回拗后，味甘滑于家苦荬，甚佳。

――――――――――

【校注】

① 苦荬（mǎi 买）：为《嘉祐》新补药，见孟诜、陈藏器、陈士良、日华子。

② 拗：折断。

二六八、鹿角菜①

鹿角菜，大寒，无毒，微毒。下热风气，疗小儿骨蒸热劳。丈夫②不可久食，发痼疾，损经络血气，令人脚冷痹，损腰肾少颜色。服丹石人食之，下石力也。出海州③，登④、莱⑤、沂⑥、密州⑦并有，生海中。又能解面热。

【校注】

① 鹿角菜：为《嘉祐》新补药，见孟诜、陈藏器、陈士良、日华子。

② 丈夫：男子。

③ 海州：今连云港一带。

④ 登：登州，唐武则天时置，治今烟台市牟平区，唐神龙中移治蓬莱市。

⑤ 莱：莱州，治今莱州市。

⑥ 沂：沂州，治今临沂市。

⑦ 密州：治今山东诸城市。

二六九、莙荙①

莙荙，平，微毒。补中下气，理脾气，去头风，利五脏。冷气，不可多食，动气。先患腹冷，食必破腹。茎灰淋汁，洗衣白如玉色。

【校注】

① 莙荙：为《嘉祐》新补药，见孟诜、陈藏器、陈士良、日华子。本条后注
有："已上五种新补，见孟诜、陈藏器、陈士良、日华子。"

附录①

冷水，治产后血运心闷气绝方，以冷水潠面即醒②。

荻，取萩去皮，着鼻中，少时差③。

拧④茎，单煮洗浴之⑤。

茺蔚，又方，茺蔚可作浴汤⑥。

红椒⑦，五月食椒，损气伤心，令人多忘。

白鸽肉，暖。调精益气，治恶疮疥癣，风瘙白癜，疬疡风。炒熟酒服，虽益人，食多恐减药力⑧。

豪猪，水病，热风，鼓胀。同烧存性，空心温酒服二钱匕。用一具即消。此猪多食苦参，故能治热风水胀，而不治冷胀也⑨。

栗，治丹毒五色无常。剥皮有刺者，煎水洗之⑩。

【校注】

① 附录：一些难以归类或佚文来源有疑问者，以及《本草纲目》一书中与诸书所载不同者列于此。

② 以冷水潠面即醒：语出《医心方·卷二十三·治产后运闷方第二十》引孟诜"治产后血运心闷气绝方"。潠（sùn），喷洒。

③ 取萩去皮，着鼻中，少时差：语出《医心方·卷二十九·治食鱼骨哽方第四十》引孟诜《食经》"鱼骨哽方"。哽，通"鲠"。噎住，食物不能下咽。

④ 拧：当为"柠"之误。木名。尚志钧《考异本》疑为"苧"，可参。

⑤ 拧茎，单煮洗浴之：语出《医心方·卷三·治中风隐疹疮方第十九》引孟诜《食经》语。《医心方·卷三·治中风隐疹方第十八》亦有此句，出自《本草稽疑》风瘙隐疹方："拧茎，单煮洗之。"

⑥ 又方……浴汤：语出《医心方·卷三·治中风隐疹疮方第十九》引孟诜《食

经》语。《医心方·卷三·治中风隐疹方第十八》亦有此句，出自《本草稽疑》风搔隐疹方："又方，茺蔚叶可作浴汤。"

⑦ 红椒：应为椒红，指椒实的外皮。因呈赤色，故名。此条语出《本草纲目·果部第三十二卷·蜀椒》"椒红"引"诜曰：十（原作'五'，据政和本、大观本改）月食椒，损气伤心，令人多忘"。政和本、柯大观本在"蜀椒"条下引"孙真人云：十月勿食椒，食之损气伤心，令人多忘"。可参。

⑧ 白鸽肉……减药力：语出《本草纲目·禽部第四十八卷·鸽》引孟诜语。

⑨ 豪猪……冷胀也：语出《本草纲目·兽部第五十一卷·豪猪》引孟诜语："时珍曰：豪猪本草不载，惟孟氏《食疗本草》猬条说之。"

⑩ 治丹毒……洗之：语出《本草纲目·果部第二十九卷·栗》引孟诜语，并注此段文字出《肘后方》。他书无可参。